HEYNE <

AF833332

DR. MED. BERND GUZEK

SO KOMMT DER KOPF ZUR RUHE

Mit dem Botenstoff **GABA** gegen
Ängste, ADHS, Schlafstörungen
und innere Unruhe

HEYNE

Die Ausführungen in diesem Buch sind sorgfältig erwogen und geprüft. Sie bieten jedoch keinen Ersatz für medizinischen Rat. Dieses Buch dient also ausschließlich der wissenschaftlichen Diskussion und stellt keine Werbung für Arzneimittel, Heilmittel oder sonstige Mittel dar, welche zur Krankheitslinderung bestimmt sind. Alle Angaben in diesem Buch erfolgen daher ohne jegliche Gewährleistung oder Garantie seitens des Autors und des Verlages. Eine Haftung des Autors bzw. des Verlages und seiner Beauftragten für Personen-, Sach- und Vermögensschaden ist ausgeschlossen.

Im folgenden Text haben wir uns meist für die Verwendung des grammatischen, generischen Maskulinums entschieden. Nichtsdestotrotz sind, soweit nicht eindeutig anders angegeben, in allen Personengruppen und Bezeichnungen weibliche, männliche, non-binäre und fluide Personen mit eingeschlossen.

1. Auflage 2026

in der Penguin Random House Verlagsgruppe GmbH,
Neumarkter Straße 28, D-81673 München
produktsicherheit@penguinrandomhouse.de

Redaktion: Evelyn Boos-Körner
Umschlaggestaltung: wilhelm typo grafisch gmbh
Satz: Satzwerk Huber, Germering
Druck: GGP Media GmbH, Pößneck
Printed in Germany
ISBN 978-3-453-60739-2

www.heyne.de

Inhalt

GABA in der Medizin

GABA im Sport

GABAs starke Helfer – Substanzen, die das Nervensystem gemeinsam beruhigen

Ruhe ist ein rares Gut

Das moderne Leben ist ein Dauersprint. Der Wecker klingelt zu früh, E-Mails warten bereits vor dem Morgenkaffee, Familie und Beruf stellen hohe Ansprüche, Sport, Freunde, Verein – die Liste ist lang. Ein To-do reiht sich ans nächste, und wir hetzen durch die Tage. Ruhephasen? Fehlanzeige.

Es ist daher kein Wunder, dass Alkohol- und Cannabismissbrauch sowie die Abhängigkeit von Beruhigungsmitteln immer weiter zunehmen und Angst- und Panikstörungen immer mehr Menschen plagen.

In der Natur sah Stress ganz anders aus. Jagd oder ein Kampf mit einem Raubtier waren kurze Belastungen, die wir mithilfe von Adrenalin und Co gemeistert haben. Und danach gab es wieder Zeit für Ruhe und Entspannung. Eine Daueranspannung quasi rund um die Uhr gab es nur in absoluten Ausnahmefällen.

Das macht etwas mit uns – und leider nichts Gutes. Genauer gesagt leidet die Biochemie unseres Körpers, die natürlicherweise dem Stress Paroli bietet. Süchte, Burnout, Angst und Panik oder Schlafstörungen – sie alle können die Folgen von chronischem Stress sein.

In diesem Buch erfahren Sie, wie ein wichtiger Teil unseres körpereigenen Anti-Stresssystems funktioniert, wie er aus dem Gleichgewicht gerät – und wie man ihn auf natürliche Weise wieder ins Gleichgewicht bringt. An dieser Stelle sei gesagt, dass die folgenden Inhalte dieses Buches eine wissenschaftliche Auseinandersetzung darstellen und keineswegs eine medizinische Beratung, Diagnose oder Therapie ersetzen können. Alle dargestellten Erkenntnisse beruhen auf dem aktuellen Stand der Forschung sowie auf meiner persönlichen subjektiven Einschätzung.

GABA: Entspannung für Körper und Geist

Auch wenn es sich zunächst vielleicht seltsam anhört: Entspannung ist eigentlich reine Chemie, die im Körper abläuft. Atemübungen wie die 4–7–8-Atmung oder die Wechselatmung, progressive Muskelentspannung oder autogenes Training, Meditationstechniken, Yoga und viele andere machen im Endeffekt alle dasselbe: Sie beeinflussen das Zusammenspiel unserer Körperchemie.

Zuständig dafür sind die Neurotransmitter, unsere Nervenbotenstoffe. Unter ihnen gibt es einen Spezialisten für die Entspannung: GABA. Das ist eigentlich eine Abkürzung und steht für »Gamma-Aminobuttersäure«, auf Englisch »Gamma-Aminobutyric Acid«. Das müssen Sie sich nicht merken, GABA reicht völlig aus.

Werfen wir mal einen Blick in das Universum unserer Nervenbotenstoffe. Wenn man das einmal verstanden hat, versteht man auch, wie Stress, Angst, Panik, aber auch Lebenslust, Freude und Entspannung in unserem Körper entstehen.

Was sind Neurotransmitter?

Unsere Nerven sind keine durchgehenden Kabelstränge. Gäbe es nur Direktverbindungen quer durch den Körper – etwa »Gehirn an Daumen«, »Gehirn an rechten kleinen Zeh«, »Gehirn an linkes Knie« und so fort –, wäre der dazu nötige Nervenkabelbaum wohl so dick wie eine tausendjährige Eiche – und wir entsprechend breit. Das wäre eher unpraktisch.

Die Natur hat dafür eine sehr platzsparende Lösung entwickelt. Nerven haben immer nur eine bestimmte Länge. Am Ende verzweigt sich der Nerv wie ein Ast. So entstehen aus einem Nerv ganz viele Enden. An diesen Nervenenden verkoppeln sie sich mit den nächsten Nerven, indem sie die Informationen chemisch übertragen.

Allein unser Gehirn besteht aus etwa 90 Milliarden Nervenzellen. Zwischen diesen Zellen und ihren unmittelbaren Nachbarn klafft ein winziger Spalt – die Synapse –, so klein, dass man ihn mit bloßem Auge nicht mal erkennen kann. Unser Gehirn enthält knapp eine Billiarde (das ist kein Schreibfehler) Synapsen.

Informationen laufen im Nerv wie in einem Stromkabel: Durch den Nerv sausen winzige elektrische Spannungen. Am Nervenende angelangt, muss dieser elektrische Impuls den Spalt zum nächsten Nerven überwinden. Anders können die Informationen nicht weiterfließen.

Stellen Sie sich die Situation am Nervenende bildlich vor: Ein Kurier steht an einer Kaimauer – seine Information muss ans andere Ufer. Dafür braucht er einen schwimmenden Nachrichtenüberbringer. Genau diesen Fährmannsjob übernehmen Nervenbotenstoffe.

Diese Neurotransmitter sind die Informationstransportschiffchen im kleinen Spalt zwischen zwei Nervenzellen. Gelangt ein elektrischer Impuls ans Ende einer Nervenzelle, kickt er einen Neurotransmitter los. Dieser schwimmt durch den Nerven-Zwischenspalt, dockt am nächsten Nerv wieder an und lädt dort seine Information ab.

Diese flitzt dann im nächsten Nerv elektrisch weiter. Diese Information kann lauten: »Achtung, Gefahr!« oder auch »Alles cool, entspannt euch, Jungs«. Da jeder Nerv durch seine Verästelung am Ende enorm viele Nachbarn hat, entsteht so ein ganzes Informationsnetzwerk.

Natürlich muss der Körper dieses chemische Kuriersystem streng organisieren. Würden die rund hundert verschiedenen Nervenbotenstoffe in unserem System unkontrolliert herumwerkeln, herrschte das schiere Chaos. Wenn sie gerade nicht gebraucht werden, lagern die Nervenbotenstoffe in kleinen Bläschen am Ende eines Nervenstrangs.

Erst wenn ein Neurotransmitter aktiv werden soll, darf er seinen Parkplatz verlassen und durch den Spalt zwischen den Nerven schwimmen. Er dockt am nächsten Nerv an und übermittelt so seine Information. Damit stellt der Körper sicher, dass nur die Botenstoffe auf Reisen gehen, die gerade gebraucht werden.

Jeder dieser chemischen Kuriere hat nicht nur seinen speziellen Parkplatz in der Nervenzelle. Hat er ihn verlassen und wandert er durch den Nerven-Zwischenspalt, wartet auf der anderen Seite eine ganz spezielle Andockstelle auf ihn – der

Rezeptor. Man kann sich diesen wie einen speziellen Liegeplatz im Hafen vorstellen. Jeder Nervenbotenstoff hat seine eigene Andockstelle – seinen Rezeptor –, an den nur er passt.

Nervenbotenstoffe sind die Champions unserer Gefühlswelt. Jeder Neurotransmitter hat seinen eigenen Job. Der eine bringt uns Glücksgefühle, der andere Gelassenheit, wieder ein anderer versetzt uns in Angst und Schrecken.

Zugegeben: Es klingt ein wenig befremdlich, dass reine Chemie ausmachen soll, was wir als unsere Psyche bezeichnen. Wo die Chemie aufhört und unser Geist anfängt – das mag irgendwann die Wissenschaft herausfinden. Fakt ist aber, dass Neurotransmitter unsere Gefühlswelt bestimmen.

Was ist GABA?

Ein kräftiger Schreck oder Stress setzen Körper und Geist unter Hochspannung. Auch das stammt aus alten Zeiten: Wen ein Raubtier angriff, der musste in Sekundenbruchteilen auf Hochtouren laufen – sonst hatte er leider schlechte Karten.

Ist der Stress vorbei, brauchen wir eine beruhigende Signalsubstanz, die Aufregung und Anspannung wieder abbremst. Dieser natürliche Stressstopper ist GABA. GABA stimmt die Welt von Dur auf Moll. Eine tiefe Meditation beispielsweise steigert den GABA-Spiegel im Blut um bis zu ein Drittel.

Wir alle kennen das berühmte »Entspannungsglas« nach einem hektischen Tag. Also Alkohol. Alkohol ist chemisch gesehen nichts anderes als ein GABA-Ersatz. Er hat eine sehr interessante Eigenschaft: Er passt an die Nerven-Andockstelle, die eigentlich ausschließlich für GABA reserviert ist. Medizinisch gesprochen: Alkohol passt an den GABA-Rezeptor. Auch wenn er da überhaupt nichts zu suchen hat.

Alkohol segelt unter falscher Flagge, hat aber den gleichen Effekt wie der entspannende Nervenbotenstoff selbst. Der Nerv kann nicht unterscheiden, ob an ihm nun GABA oder das trojanische Pferd Alkohol angedockt hat. Es ist ihm auch herzlich egal. Er bekommt das Signal »GABA-Hafen belegt, alles auf Ruhe schalten, bitte weitersagen« – und das macht er dann auch. Deshalb entspannt Alkohol. Nebenbei: Es gibt noch eine andere Substanz, die ebenfalls am GABA-Hafen andocken kann: Diazepam, besser bekannt als Valium.

Überflutet Alkohol die GABA-Andockstellen, knallt dem ungeübten Trinker schon bald der Kopf auf den Tisch – er schläft einfach ein. Sind viele GABA-Rezeptoren alkoholbesänftigt und funken laut »Entspannung«, kommt der Sandmann im Sauseschritt.

Übrigens: Wenn alle GABA-Rezeptoren bis auf den letzten Platz besetzt sind, können Chirurgen ihre Arbeit tun. So wirken Narkosemittel.

Welche Funktionen hat GABA im Körper?

GABA ist der häufigste beruhigende Nervenbotenstoff überhaupt. Etwa jede dritte der 100 Billionen (das ist kein Schreibfehler) Nerven-Andockstellen ist eine GABA-Synapse. Wenn der Körper so viele Schaltstellen der Nerven dafür vorrätig hat, kann man davon ausgehen, dass diese Substanz immens wichtig ist. Angesichts der enormen Bedeutung von GABA in unserem Körper ist es erstaunlich, dass diesen Entspannungsbotenstoff kaum jemand kennt. Serotonin, Dopamin, Adrenalin – all diese Nervenbotenstoffe sind vielen bekannt, ebenso ihre Wirkungen.

Wenn es aber um GABA geht, heben sich die Augenbrauen. »Noch nie gehört!« Deshalb dieses Buch. Ich möchte Ihnen diesen faszinierenden Botenstoff genauer vorstellen und erklären, wofür er im Körper da ist und welche Wirkungen er hat. Denn auch die Medizin macht ihn sich durchaus zunutze.

Hier ein kurzer Überblick über die Aufgaben des natürlichen Botenstoffs GABA im Körper. Wir kommen später ausführlicher auf die einzelnen Punkte zurück. Die folgenden

Aussagen basieren auf Studien, die in der Literaturliste nachgelesen werden können.

- GABA hemmt die Nervenzellen und reduziert übermäßige Aktivität im Gehirn. Normalerweise verhindert GABA eine Überstimulation, die Angst, Stress und Unruhe auslösen würde.
- GABA entspannt und fördert so das Einschlafen. Es dämpft die Aktivität in Gehirnregionen, die für Wachheit oder Gedankenkreisen zuständig sind. Außerdem fördert GABA den Tiefschlaf, ohne den das wichtige Wachstumshormon (HGH) kaum ausgeschüttet wird. Mehr dazu im Kapitel »GABA im Sport«. Andersherum kann ein niedriger GABA-Spiegel zu Schlafproblemen führen.
- GABA reduziert Angst und Stress. Es drosselt Stressreaktionen und spielt eine zentrale Rolle bei der Vermeidung von Angstzuständen. Medikamente wie Benzodiazepine (zum Beispiel Diazepam, Markenname Valium) werden zur Behandlung von Angststörungen eingesetzt, weil sie die Wirkung von GABA an den Rezeptoren verstärken.
- Achtung, Sportler, hergehört: GABA reguliert die Muskelspannung. Ist genügend GABA vorhanden, so verhindert dies Muskelkrämpfe und Zittern. Aber nicht nur das: GABA wird im Leistungssport gezielt eingesetzt (weiter hinten widmet sich ein ganzes Kapitel diesem Thema).
- GABA schützt das Gehirn vor Übererregung. Es bremst übermäßige elektrische Aktivität im Gehirn. Ein GABA-Mangel kann zur Epilepsie führen. Auch dazu habe ich weiter unten ein eigenes Kapitel eingefügt.
- GABA verbessert die Konzentration, weil es eine Reizüberflutung verhindert, die Konzentrationsprobleme auslösen

kann. Damit wird auch die Fokussierung auf ein Thema verbessert. Im Tennis, Schach, der Formel 1 und anderen Sportarten setzen Leistungssportler GABA ein – mehr dazu im bereits erwähnten Kapitel »GABA im Sport«.

- GABA beeinflusst die Stimmung. Es kann Depressionen entgegenwirken. Bei Burnout, Reizbarkeit oder Depressionen findet man oft niedrige GABA-Werte, siehe auch im Kapitel »Burnout« weiter unten.
- Auch im autonomen Nervensystem wirkt GABA. Es kann Herzfrequenz und Blutdruck in Stresssituationen senken.
- Menschen mit ADHS (Aufmerksamkeitsdefizit-Hyperaktivitätsstörung) haben oft niedrige GABA-Spiegel. Erhöhte Unruhe, Konzentrationsprobleme und Impulsivität können die Folge sein. Mehr dazu im Kapitel »ADHS«.
- Seit Kurzem wird GABA auch mit Zwangsstörungen in Verbindung gebracht. Von Serotonin, Dopamin und Glutamat war lange bekannt, dass ein Ungleichgewicht Zwangsstörungen begünstigen kann. Neuere Forschungen zeigen, dass auch hier GABA eine Rolle spielt. Näheres hierzu finden Sie im Kapitel »Zwangsstörungen«.
- GABA unterstützt die Gewichtsabnahme. Bei einer Gruppe von Übergewichtigen, den Stressessern (emotionales Essen), kann GABA offenbar eine wichtige Rolle spielen, indem es Ruhe in das zentrale Nervensystem bringt und Stressreaktionen abmildert. Mehr dazu im Kapitel »Emotionales Essen, Stressessen und Binge-Eating«.
- Beim Suchtausstieg spielt GABA eine zentrale Rolle. Es mindert Entzugssymptome, reduziert Cravings und Unruhe und stabilisiert das Nervensystem. Mehr dazu im Kapitel »Suchtausstieg«.

GABAs Gegenspieler: Glutamat

Der Entspannungsbotenstoff GABA hat einen natürlichen Gegenpart: Glutamat. GABA und Glutamat sind wie Ebbe und Flut oder Yin und Yang. Während GABA bremst, drückt Glutamat aufs Gaspedal. Betritt Glutamat die Bühne, steht unser Nervenkostüm auf »Achtung!«.

Vielleicht haben Sie den Namen Glutamat schon mal gehört und sind verwirrt. So heißt auch ein Geschmacksverstärker in Lebensmitteln, der immer mal wieder für negative Schlagzeilen sorgt. Beide sind verwandt, aber nicht dasselbe.

Den natürlichen Neurotransmitter Glutamat nennen Chemiker auch Glutaminsäure – den künstlichen Geschmacksverstärker dagegen Mononatriumglutamat. Für beide hat sich leider der Begriff »Glutamat« eingebürgert, es ist also nur eine verwirrende Namensgleichheit. Sprechen wir hier von Glutamat, ist der körpereigene Botenstoff gemeint.

Bewegung, Aufmerksamkeit, Wachsamkeit und Konzentration. Das ist Glutamatrevier. Wer ein ausgewogenes GABA-Glutamat-System hat, der kann sich gut konzentrieren, ist aufmerksam und hellwach – kann sich danach aber genauso wieder beruhigt entspannen.

Schwierig wird es, wenn die beiden aus irgendeinem Grund aus der Balance geraten. Dafür gibt es viele Gründe.

Glutamat ist der wichtigste erregende Neurotransmitter. Man wird nichts anderes erwarten: Ist zu viel Glutamat im System, reagieren die Nerven übererregt. Im Extremfall sterben sie sogar ab. Bekanntlich ist alles relativ: Solche Probleme können auch auftreten, wenn zwar nicht zu viel Glutamat, aber zu wenig GABA vorhanden ist.

Einige Beispiele für Krankheiten, bei denen ein Glutamatüberschuss eine entscheidende Rolle spielt:

- Bei der Alzheimer-Demenz trägt ein Glutamatüberschuss dazu bei, dass Nervenzellen im Gehirn absterben. Ähnliches gilt für die parkinsonsche Erkrankung.
- Bei der amyotrophen Lateralsklerose (ALS) – bekannt geworden durch den Wissenschaftler Stephen Hawking – sterben nach und nach die motorischen Nervenzellen ab, und der Körper wird gelähmt. Der Glutamatüberschuss spielt durch direkte giftige Wirkung auf die Nervenzellen eine entscheidende Rolle. Ähnliches passiert bei der Huntington-Krankheit, nur dass hier das Glutamat die Nerven im Striatum angreift, einer Art Schaltzentrale für Bewegungskontrolle.
- Im Gehirn löst ein Glutamatüberschuss unkontrollierte Erregungen aus. Epileptische Anfälle sind die Folge.
- Auch bei psychiatrischen Erkrankungen kann ein überschießendes Glutamatsystem eine Rolle spielen, beispielsweise bei der Schizophrenie. Bei dieser Krankheit funktioniert die Andockstelle für Glutamat nicht richtig. Ähnliches gibt es auch bei Depressionen und bipolaren Störungen.
- Bei Angststörungen kann ein überaktives Glutamatsystem zu starker Erregung und Angstreaktionen führen.
- Auch bei Migräne, Fibromyalgie, chronischer Müdigkeit und Autismus beobachtet man Störungen der Glutamatbalance.
- Beim ADHS findet man häufig eine gestörte Balance zwischen verschiedenen Neurotransmittern. Auch GABA kann davon betroffen sein.
- Alkoholismus ist eng mit einem gestörten GABA-Glutamat-System verbunden. Alkohol stört die Balance der bei-

den Neurotransmitter. Er dockt an GABA-Rezeptoren an und verhindert, dass Glutamat wirken kann. Der Körper regelt dagegen – so kommt es zur Abhängigkeit.

Sie sehen also, wie zentral wichtig ein ausgewogenes GABA-Glutamat-System für unseren Körper ist.

Stress ist ein GABA-Killer

Wer ständig unter Stress steht, merkt es irgendwann: Die Muskeln verspannen sich, manche bekommen Kopfschmerzen und sogar Migräne, man schläft schlechter ein, das Herz rast, der Blutdruck steigt, manchen wird übel und der Magen schmerzt. Auf Dauer ist man ständig erschöpft und müde.

All diese Symptome hängen mit dem GABA-System zusammen. Sind wir chronisch gestresst, scheidet unsere Nebenniere vermehrt Cortisol aus – dieses Stresshormon hemmt die GABA-Funktion, indem es GABA-Rezeptoren weniger empfindlich macht und den Abbau von GABA fördert. Damit sinkt die beruhigende Wirkung von GABA. Obendrein verschlechtert Dauerstress die Funktion des zentralen Enzyms, mit dem der Körper GABA herstellt – es ist also weniger vom beruhigenden GABA vorhanden. Das ist die Chance für das erregende Glutamat: Da der Gegenspieler fehlt, gewinnt es die Oberhand.

Ständiger Stress aktiviert das sogenannte sympathische Nervensystem dauerhaft. Dieses ist für den »Kampf-oder-Flucht-Modus« zuständig, in dem man bei Dauerstress dann 24 Stunden am Tag verharrt – biochemisch gesehen. Auch das stört das Gleichgewicht zwischen GABA und Glutamat.

Gleichzeitig erhöht chronischer Stress die Glutamataktivität und schwächt so die GABA-Wirkung weiter ab.

Stress senkt nun auch noch die Empfindlichkeit der GABA-Rezeptoren und verringert obendrein ihre Anzahl. Um das Maß vollzumachen, führt die andauernde Aufregung zu Neuroinflammation – einem entzündlichen Vorgang im Gehirn. Dieser stört die von GABA ausgelöste Signalübertragung und – das überrascht niemanden mehr – führt wieder zu einem Ungleichgewicht zwischen GABA und Glutamat.

Das Ganze ist also eine Spirale abwärts, die sich immer schneller dreht. Als Folge dieser ständigen Überlastung kommt es dann zu

- Angstgefühlen bis hin zur Panik,
- Schlafstörungen,
- Reizbarkeit und Stimmungsschwankungen,
- Muskelverspannungen und
- Konzentrationsproblemen.

Abhilfe verspräche es also, den GABA-Spiegel im Körper wieder zu erhöhen. Die gute Nachricht ist: Das geht! Schauen wir uns diese spannende Substanz mal genauer an.

Wie entsteht GABA im Körper?

GABA ist eine sogenannte Aminosäure – also ein Grundbaustein für Eiweiße. Aus Aminosäuren bildet der Körper Muskelzellen, Blutkörperchen, Enzyme und auch Hirnbotenstoffe. Sie sind so vielseitig wie Legosteine, aus denen Flugzeuge, Drachen oder Autos entstehen können. Aus Aminosäuren baut der Körper Schleimhautzellen, Herzmuskelgewebe oder die Netzhaut auf.

GABA ist genau eine solche Aminosäure, also letztlich ein natürlicher Körperbaustoff, der sich auch in Lebensmitteln findet. Auch als Nahrungsergänzungsmittel gibt es sie zu kaufen. Fitnessbegeisterte nutzen die entspannende Wirkung von GABA nach einem harten Training schon lange und geben das Pulver in ihre Shakes.

Im Körper entsteht GABA auf natürlichem Wege ausgerechnet aus seinem Gegenspieler Glutamat. Glutamat ist chemisch gesehen die Vorstufe von GABA. Mithilfe des Enzyms Glutamat-Decarboxylase (GAD, muss man sich nicht merken, aber einmal gehört haben) wird nun eine Carboxylgruppe vom Glutamat entfernt – und schon hat der Körper das GABA hergestellt.

Aber tiefer müssen wir an dieser Stelle nicht in die Chemie einsteigen. Der Körper produziert GABA vor allem in den hemmenden Nervensystemen des Gehirns. Besonders hoch ist die GABA-Konzentration in

- den Basalganglien, die für die Bewegungssteuerung zuständig sind,
- dem Thalamus, der sensorische Signale und Bewusstsein kontrolliert, und
- dem Hypothalamus, eine Schaltstelle für die Steuerung von Hormonen und dem autonomen Nervensystem.

Der Darm als GABA-Küche

Unser Darm ist viel mehr als nur ein Abflussrohr. In Dünn- und Dickdarm tummeln sich rund 100 Billionen (das ist kein Schreibfehler) Mikroben – der menschliche Körper selbst besteht aus etwa »nur« 75 Billionen. Etwa 500 Mikroorganismenarten sind bekannt, die auf und vor allem in uns leben. Forscher meinen allerdings, damit kenne man noch nicht einmal die Hälfte aller Arten. Unsere Mitbewohner wiegen ungefähr zwei Kilogramm.

Der Volksmund weiß schon lange, dass unser Verdauungssystem viel mit dem Gemüt zu tun hat. Ob es daran liegt, dass einige Darmbakterien GABA produzieren? Schauen wir uns das einmal an.

Eine ganze Reihe von Darmbakterien kann GABA im Darm produzieren. Dazu gehören vor allem Lactobacillus-Arten (L. brevis, L. rhamnosus, L. plantarum und L. reuteri) und Bifidobakterien (B. adolescentis, B. dentium). Auch einige Stämme von Escherichia coli und Streptococcus salivarius sind dazu in der Lage – letzterer hat seinen natürlichen Platz allerdings in der Mundhöhle und findet sich nur gelegentlich im Darm.

Die GABA-Produktion im Darm kann eine Rolle bei der Kommunikation zwischen Darm und Gehirn spielen – mehr dazu im Kapitel »GABA und der Vagusnerv« weiter hinten im Buch.

Man kann seine guten Darmbakterien ein wenig füttern und so versuchen, eine gute Darmflora zu erhalten. Gut sind beispielsweise fermentierte Lebensmittel wie Joghurt, Kimchi oder Sauerkraut. Viele nehmen auch Präbiotika oder Probiotika mit den günstigen Bakterienstämmen ein. Auch Nahrungsergänzungsmittel mit Propionsäure (Buttersäure) sind auf dem Markt. Buttersäure ist die Leibspeise guter Darmbakterien.

Warum ist eine gute Darmflora wichtig? Wie immer ist auch bei den Darmbakterien ein Gleichgewicht am besten. Gerät dieses durcheinander, dominieren plötzlich Darmbakterien, die Histamin und Glutamat produzieren – für den Körper ist das Stress pur.

Es ist erstaunlich, was die Wissenschaft zum Thema Psyche und Darm in den letzten Jahren zutage gefördert hat. Im Fokus: das bunte Gemisch aus Bakterien, Viren, Pilzen und anderen Mikroben, die in unserem Verdauungstrakt leben. Forscher bezeichnen diese Bewohner als Mikrobiom. In und auf dem menschlichen Körper tummeln sich rund eine Billiarde Mikroben, vor allem Bakterien und Pilze. Rein rechnerisch ist der Homo sapiens damit mehr Mikrobe als Mensch. Auf jede Zelle seines Körpers kommen rund zehn der winzigen Mitbewohner.

Die größte internationale Forschungsdatenbank »PubMed« wirft beispielsweise zu den Stichworten »Mikrobiom« und »Depressionen« weit über 2000 wissenschaftliche Arbeiten aus. Zu »Mikrobiom« und »Angststörungen« gibt es mehr als 1500 Fundstellen.

Forscher haben den Versuch gewagt und an Depression erkrankte Personen zusätzlich zu den verordneten Antidepressiva mit einem Bakterienmix behandelt. Das klare Ergebnis: Den Patienten ging es mit dem Mikrobenmix deutlich besser. Der Effekt setzte nach vier bis acht Wochen ein.

Darm-Mikroorganismen helfen bei der Verdauung, stellen Vitamine und andere wichtige Nährstoffe her, machen das Immunsystem fit und helfen bei der Abwehr schädlicher Keime. Schwierig wird es dann, wenn zu viele unerwünschte Keime im Darm leben. Einige von ihnen behindern beispielsweise die Herstellung von Vitaminen, andere unterdrücken die Bildung von Serotonin oder GABA.

Mikroben nehmen Mäusen Angst vor Katzen

Ein geradezu gespenstisches Beispiel dafür, wie Mikroben das Verhalten von Lebewesen beeinflussen können, sind die sogenannten Toxoplasmen – einzellige Parasiten. Für ihren Lebenszyklus benötigen diese Krankheitserreger gleich zwei Wirte: kleine Tiere wie Mäuse oder Ratten, in deren Körper sie heranreifen, und als Endwirt die Katze – genauer gesagt, deren Darm. Dort vermehren sie sich. Der Parasit verfolgt also ein klares Ziel: Die Maus muss von einer Katze gefressen werden. Und dafür sorgt sie selbst. Forscher konnten nachweisen, dass Toxoplasmose-infizierte Mäuse ihre natürli-

che Furcht vor Katzen verlieren. Konfrontiert man sie mit Katzenurin, suchen sie sogar aktiv dessen Nähe – ein gefundenes Fressen für jedes Katzentier.
Den Forschern gelang es, im Detail zu zeigen, wie der Parasit die Hirnchemie der Maus so verändert, dass sie keine Angst mehr vor ihrem Fressfeind empfindet. Eine einzige Zelle bringt ein höheres Lebewesen dazu, nahezu freiwillig ins Maul des Löwen zu rennen. Ein bisschen gruselig ist das schon, oder?

Unser körpereigenes GABA kann aus unterschiedlichen Quellen stammen. Sicher ist: Je mehr davon im Organismus zur Verfügung steht, desto ruhiger sind wir und desto leichter gelingt Entspannung. Das wirft die Frage auf, ob sich das überhaupt messen lässt. Die klare Antwort lautet: Ja, das ist möglich – im Blut oder auch im Urin.

Allerdings wird eine solche Bestimmung so gut wie nie vorgenommen und nur sehr wenige Labore können sie überhaupt. Auch die meisten Ärzte wären vermutlich überfordert, wenn man sie um einen entsprechenden Test bäte. Zudem ist die Aussagekraft solcher Messungen bislang nicht eindeutig geklärt. GABA zirkuliert im Blut kaum frei – als Neurotransmitter gehört es dort eigentlich auch nicht hin.

GABA: In der Medizin schon lange im Einsatz; allerdings auf Umwegen

Die Pharmaindustrie hat die Bedeutung von GABA schon lange erkannt und bereits in den 1960er-Jahren Medikamente auf den Markt gebracht, die sich aus dem Molekül des natürlichen Nervenbotenstoffs GABA ableiten. Durch die leichten chemischen Veränderungen in den pharmakologischen Laboren wurden Medikamente entwickelt, die entweder den GABA-Spiegel im Gehirn künstlich erhöhen oder die Rezeptoren für GABA empfindlicher machen.

- **Baclofen**
  Dies ist ein Mittel zur Muskelentspannung, das beispielsweise Einsatz bei multipler Sklerose, Rückenmarksverletzungen, zerebralen Lähmungen oder nach Schlaganfällen findet. Aber auch bei Alkoholabhängigkeit wird es eingesetzt.
- **Gabapentin**
  Produktname: Neurontin. Sorgt dafür, dass der Körper mehr GABA ausschüttet. Ursprünglich wurde es als Medikament gegen Epilepsie entwickelt. Später entdeckte man, dass es auch gut gegen neuropathische Schmerzen hilft, zum Beispiel bei diabetischer Polyneuropathie oder Schmerzen nach einer Gürtelrose. Off-Label, also ohne Zulassung, setzen Ärzte es gegen Restless-Legs-Syndrom, Angststörungen und Fibromyalgie ein.

- **Pregabalin (Lyrica)**
  Wirkt ähnlich wie Gabapentin. Es findet Einsatz gegen neuropathische Schmerzen und Angststörungen.
- **GHB (Gamma-Hydroxybutyrat, Natriumoxybat, Xyrem®)**
  Zur Behandlung der Narkolepsie. GHB ist aber auch als Partydroge zu zweifelhaftem Ruhm gekommen.
- **Vigabatrin (Sabril)**
  Blockiert die GABA-Transaminase, hemmt so den GABA-Abbau und verlängert dessen Wirkung.
- **GABA-Agonisten**
  Dies sind Substanzen, die die GABA-Andockstellen empfindlicher machen – so reicht weniger GABA, um mehr Entspannung zu erzeugen. Meist tun sie das, indem sie an GABA-Rezeptoren wirken. Dazu zählen
  - **Benzodiazepine**
    Diese wirken angstlösend, machen müde, entspannen die Muskeln und helfen gegen Krampfanfälle. Beispiele: Diazepam (Valium), Lorazepam (Tavor), Alprazolam (Xanax), Clonazepam (Rivotril), Midazolam (Dormicum).
  - **Barbiturate (seltener verwendet)**
    Beispiel: Phenobarbital, Thiopental (früher in der Anästhesie verwendet)

Wenn Sie eines der genannten Medikamente einnehmen und Ihr Arzt Ihnen die möglichen Auswirkungen auf den GABA-Spiegel bislang noch nicht genauer erklärt hat, könnte das für Sie ein wichtiges Thema sein. Aber Achtung! Wenn Sie eines dieser Medikamente von Ihrem Arzt bekommen, so nehmen

Sie bitte GABA auf keinen Fall als Nahrungsergänzungsmittel auf eigene Faust ein.

Zu möglichen Wechselwirkungen zwischen diesen Medikamenten und GABA in Tablettenform gibt es bisher keine Untersuchungen. Eine eigenmächtige Einnahme könnte daher in einigen Fällen gefährlich werden. Besprechen Sie dies unbedingt mit Ihrem Arzt.

Wie kann man GABA natürlich steigern?

Den körpereigenen GABA-Spiegel kann man auch auf andere Weise als durch die Einnahme von GABA-Tabletten erhöhen. Die Effekte fallen zwar unterschiedlich stark aus, prinzipiell ist dies jedoch möglich.

Ernährung und GABA-Produktion

Einige Nahrungsmittel enthalten Vorläufersubstanzen oder Stoffe, die die GABA-Produktion fördern können:

- Fermentierte Lebensmittel wie beispielsweise Kimchi, Sauerkraut, Miso und Kefir enthalten Probiotika, die die Produktion von GABA im Darm fördern können. Im Wesentlichen füttern sie einige für uns günstige Darmbakterien, die GABA produzieren.
- Grünes Gemüse wie Spinat und Brokkoli enthält Glutamin, ein Vorläufer von GABA.
- Indirekte Wirkung: Nüsse, Mandeln, Walnüsse und Sonnenblumenkerne enthalten viel Magnesium, das die GABA-Aktivität im Gehirn unterstützt.

Pflanzliche Nahrungsergänzungen

Von einigen pflanzlichen Präparaten ist bekannt, dass sie die GABA-Aktivität im Gehirn steigern können:

- **Baldrian** ist als pflanzliches Beruhigungsmittel seit Langem bekannt. Es wird als pflanzliche Heilpflanze seit Jahrhunderten zur Förderung der Entspannung sowie zur Behandlung von Schlafstörungen und Angstzuständen eingesetzt. Es erhöht die Aktivität von GABA-Rezeptoren im Gehirn.
- Die **Passionsblume** enthält wie Baldrian Flavonoide und Alkaloide – Verbindungen, die die Aktivität von GABA im Gehirn verstärken können. Wie beim Baldrian entsteht die Wirkung dadurch, dass sie an GABA-Rezeptoren binden. Nach einigen Studien erhöht die Passionsblume auch gleichzeitig die GABA-Konzentration und hemmt den Abbau, was zu einer intensiveren Wirkung führen könnte. Zudem beeinflusst die Passionsblume auch Nervenbotenstoffe wie Serotonin und Dopamin, die bei der Regulierung von Entspannung, Stimmung und Ängsten eine wichtige Rolle spielen.
- **Kava-Kava** wird aus der Wurzel der Pflanze Piper methysticum gewonnen. Es wird angenommen, dass es durch die Bindung an den GABA-Rezeptor die GABA-Aktivität verstärkt und dadurch entspannend und beruhigend wirkt. Zudem soll Kava-Kava Enzyme hemmen, die GABA abbauen, und so dessen Konzentration erhöhen. Wie auch die Passionsblume soll es zusätzlich Einfluss auf Serotonin und Dopamin nehmen. Allerdings wurde im Zusammenhang mit Kava-Kava über Leberschäden berichtet. Auch wenn der ursächliche Zusammenhang nicht eindeutig bewiesen ist, sollte seine Anwendung nur unter ärztlicher Aufsicht erfolgen.
- **Taurin** ist eine Aminosäure, die im Nervensystem ähnlich wie GABA hemmend wirkt. Sie kann an GABA(A)-Rezeptoren andocken und dadurch die Wirkung von GABA ver-

stärken. Einige Studien weisen darauf hin, dass Taurin beruhigende, angstlösende und schlaffördernde Effekte haben kann. In signifikanten Mengen kommt Taurin hauptsächlich in tierischen Lebensmitteln vor, insbesondere in Fisch, Fleisch und Meeresfrüchten.

- **Vitamin B6** ist ein entscheidender Cofaktor für das Enzym Glutamat-Decarboxylase, das die Umwandlung von Glutamat in GABA katalysiert. Ohne ausreichend Vitamin B6 kann die körpereigene GABA-Produktion nicht optimal funktionieren. Ein Mangel kann sich daher negativ auf Stimmung und Schlaf auswirken. Es ist in sehr vielen natürlichen Lebensmitteln enthalten (Vollkorn, Nüsse, Fleisch, Fisch, Bananen, Kartoffeln).
- **Omega-3-Fettsäuren**, insbesondere DHA, beeinflussen die Funktion von Nervenzellmembranen und modulieren die Aktivität von GABA-Rezeptoren. Studien zeigen, dass Omega-3-reiche Ernährung die GABA-vermittelte Signalübertragung fördern und Stress reduzieren kann. DHA kommt in fettreichem Fisch oder Algenöl (bei veganer Ernährung) vor. Therapeutisch wirksame Mengen erreicht man jedoch oft nur durch Nahrungsergänzungsmittel.
- **Einige Probiotika-Stämme**, wie bestimmte Lactobacillus- und Bifidobacterium-Arten, können direkt GABA produzieren. Damit beeinflussen sie über die Darm-Hirn-Achse die GABA-Konzentration und tragen zur Beruhigung und Stressreduktion bei. Die Forschung zeigt hier zunehmend vielversprechende Ansätze.
- **Resveratrol**, ein Polyphenol aus Traubenhaut und roten Beeren, kann in Tierstudien die GABAerge Signalübertragung modulieren. Hinweise auf angstlösende und ent-

spannende Effekte über diesen Mechanismus gibt es auch für Menschen, allerdings sind die Daten noch begrenzt – zudem ist die natürliche Aufnahme im Alltag sehr gering.

- **Grüner Tee** enthält mehrere bioaktive Verbindungen, die auf GABA positiv wirken können. Wichtigster Bestandteil ist dabei die Aminosäure L-Theanin, welche die Freisetzung von GABA im Gehirn fördert und die Balance zwischen den verschiedenen Neurotransmittern unterstützt.
- **Magnesium** macht die GABA-Rezeptoren empfindlicher und verstärkt die Wirkung von GABA. Außerdem fördert es die Aktivität von Enzymen, die an der GABA-Produktion beteiligt sind. Ein Magnesiummangel kann die GABA-Aktivität beeinträchtigen und so zur Erhöhung der neuronalen Erregbarkeit führen – Symptome wie Angst, Schlafstörungen oder Muskelkrämpfe können die Folge sein.

Weitere natürliche Wege

- Auch **Meditation** kann einen positiven Effekt auf GABA haben. Insbesondere Achtsamkeits- und Konzentrationsmeditationen sollen den GABA-Spiegel erhöhen – Entspannung und ein Gefühl der Ruhe nach solchen Meditationen lassen sich genauso darauf zurückführen wie der Stressabbau durch Meditation. Meditation verändert die Aktivität in bestimmten Hirnregionen, die mit der GABA-Produktion in Verbindung stehen. Genauer gesagt im präfrontalen Kortex und im Hippocampus.
- **Akupunktur** könnte ebenfalls die Freisetzung von GABA im Gehirn fördern. Die kleinen Nadeln regen möglicher-

weise die GABA-Synthese an und verändern die Empfindlichkeit der GABA-Rezeptoren, sodass die Wirkung von GABA verstärkt wird. Bestimmte Akupunkturpunkte sollen das Gleichgewicht mehrerer Neurotransmitter verbessern, darunter auch GABA.

- Auch die **progressive Muskelentspannung nach Jacobsen** soll den GABA-Spiegel erhöhen. Die systematische An- und Entspannung bei dieser vom amerikanischen Arzt Edmund Jacobson in den 1920er-Jahren entwickelten Entspannungstechnik kann den Teil des autonomen Nervensystems aktivieren, der für Ruhe und Regeneration zuständig ist. Die so erreichte Entspannung soll die GABA-Wirkung fördern und gleichzeitig die Balance zwischen den erregenden und hemmenden Neurotransmittern im Gehirn fördern. Die Entspannungstechnik hat sich für viele Menschen bewährt. Echte Studien, die einen höheren GABA-Spiegel nachweisen, liegen aber bislang nicht vor.
- **Entspannungsübungen für den Vagusnerv** sind ein besonders gutes Mittel, die GABA-Aktivität gezielt im Gehirn zu steigern. Der Vagusnerv ist ohnehin ein sehr spannender Kandidat, wenn es um das Thema GABA geht. Wir kommen später im Kapitel »GABA und der Vagusnerv« darauf zurück.
- Die Studienlage zum Thema **Sport** ist sehr gut. Insbesondere Ausdauersportarten fördern die GABA-Freisetzung im Gehirn, sodass Sport als Mittel zum Stressabbau eingesetzt werden kann. Er verbessert den Schlaf, reguliert die Stimmung und wirkt Angstzuständen entgegen, indem er die Neuroplastizität – die Anpassungsfähigkeit des Gehirns an neue Informationen und Erfahrungen – steigert.

Diese Effekte werden der sportbedingten Beeinflussung des GABA-Spiegels zugeschrieben. Lesen Sie mehr zum Thema Sport im Kapitel »GABA im Sport«.

- Nicht zu vergessen: Guter **Schlaf** steigert den GABA-Spiegel immens. Andersherum: Wem GABA fehlt, der kann auch nicht richtig schlafen und ist morgens schon kaputt.

  GABA ist der wichtigste hemmende Neurotransmitter. Ohne seine entspannende Wirkung ist es schwer, in den Schlaf zu kommen. GABA fördert den Beginn des Schlafes und den Übergang vom Wachsein zum Schlaf. Es reguliert auch die Schlafphasen, insbesondere den Tiefschlaf.

  Deshalb überrascht es nicht, dass ein Ungleichgewicht von GABA zu anderen Neurotransmittern Schlafprobleme auslöst. Das gilt besonders, wenn der GABA-Spiegel insgesamt zu niedrig ist. Einige Beruhigungs- oder Schlafpillen setzen an den GABA-Rezeptoren an, indem sie diese aktivieren oder so verändern, dass GABA stärker wirkt.

GABA als Nahrungsergänzung

Der Gedanke ist verlockend: Statt zeitaufwendiger Entspannungstechniken oder anstrengenden Sports einfach GABA als Nahrungsergänzungsmittel einnehmen – zumal es frei verkäuflich ist (außer in der Schweiz und in England). Doch Vorsicht! Zwar kann das manchmal sinnvoll sein, aber auch wenn GABA ein körpereigener Neurotransmitter ist, hat er doch mehr Wirkungen als bunte Smarties.

Ich habe es weiter vorn nicht ohne Grund betont: GABA darf nicht zusammen mit bestimmten Medikamenten eingenommen werden. Auch sonst gilt: Der Einsatz will immer gut überlegt sein, idealerweise in Rücksprache mit einem Arzt.

Von Ärzten zu erwarten, in allen Fachbereichen stets auf dem neuesten Forschungsstand zu sein, wäre übertrieben – das ist nicht zu leisten. Schauen wir uns deshalb im Folgenden an, was die Forschung sagt – und welches Wissen möglicherweise bereits veraltetet ist.

Der Mythos der Blut-Hirn-Schranke

Liest man die medizinische Fachliteratur zu GABA, findet sich ein markanter Widerspruch. Einerseits heißt es überall, GABA könne die sogenannte Blut-Hirn-Schranke nicht überwinden und daher gar nicht wirken. Andererseits existieren reichlich Studien, die eine Wirkung von GABA – beispielsweise bei Höhen- oder Prüfungsangst – deutlich belegen. Was ist denn nun richtig?

Die Blut-Hirn-Schranke ist ein sehr sinnvolles, körpereigenes Pförtnersystem. Sie wacht darüber, welche chemischen Verbindungen ins Gehirn gelangen dürfen. Die gängige Lehrmeinung, GABA könne diese Barriere nicht überwinden, geht auf Arbeiten aus den frühen 1950er-Jahren zurück – aus einer Zeit also, in der die Forschungsmethoden noch deutlich eingeschränkter waren als heute.

In einer Arbeit von Roberts und Frankel aus dem Jahr 1950 steht implizit, dass GABA eine endogene Substanz sei und dass exogen zugeführtes GABA in Experimenten keinen klaren zentralnervösen Effekt zeige. Daraus wurde dann später die »GABA kommt nicht ins Gehirn«-Meinung abgeleitet.

1956 legte Roberts nach und erklärte, dass peripher verabreichtes GABA die Blut-Hirn-Schranke nicht passieren könne. Daraus entwickelte sich die bis heute häufig wiederholte Ansicht, GABA könne die Barriere nicht überwinden.

Es gibt jedoch auch andere Meinungen dazu – und für diese mehren sich zunehmend gute Gründe. Forscher haben inzwischen spezielle Transportsysteme an der Blut-Hirn-Schranke identifiziert, die aktiv mit GABA umgehen.

Schon 2001 beschrieben japanische Wissenschaftler bei Mäusen einen Transporter an den Blutgefäßzellen des Gehirns, der unter dem Namen »GAT2/BGT-1-System« bekannt wurde.

Dieser Transporter ist an GABA-Transportprozessen an der Blut-Hirn-Schranke beteiligt und arbeitet natrium- und chloridabhängig – also unter anderem in Gegenwart von gewöhnlichem Kochsalz. Einschränkend muss man aber sagen, dass er GABA deutlich besser aus dem Hirn heraus transportiert als hinein.

Besonders gut belegt ist die Existenz dieses Systems an den Blutgefäßzellen im Gehirn. Spätere Tierstudien bestätigten zudem, dass GAT2/BGT-1 an der feinen Regulation des GABA-Haushalts im Gehirnumfeld beteiligt ist.

Diese Befunde deuten darauf hin, dass die pauschale Aussage – oral aufgenommenes GABA könne nicht wirken, weil es die Blut-Hirn-Schranke grundsätzlich nicht überwinde – möglicherweise zu kurz greifen könnte.

Aber selbst wenn GABA die Blut-Hirn-Schranke nicht passieren würde, würde es trotzdem wirken. Dazu gibt es Studien zu reinem GABA, das Menschen etwa gegen Höhenangst oder zur Konzentrationsförderung verabreicht wurde. Die Ergebnisse zeigen, dass sich bei den Teilnehmern durchaus messbare Veränderungen einstellten.

Besonders interessant sind die Ergebnisse einer weiteren japanischen Forschergruppe. Diese verabreichten Versuchspersonen GABA zum Einnehmen und verglichen diese mit einer Placebogruppe. Dann maßen sie die Hirnströme. Ergebnis:

Die Betawellen – typisch für Stress und Angst – gingen deutlich zurück, während die Alphawellen, die mit Entspannung einhergehen, deutlich zunahmen.

Dies deutet darauf hin, dass GABA hier tatsächlich gewirkt hat. Wie genau, bleibt offen.

Ähnliches ergab eine weitere kleine Studie: Forscher gaben Menschen mit Höhenangst entweder GABA oder ein Placebo und schickten sie anschließend über eine Hängebrücke. Dabei maßen sie das Immunglobulin A (IgA) im Speichel – einen Marker für körperlichen Stress. Ergebnis: Bei den Versuchspersonen mit GABA sank dieser Wert auf der Hängebrücke sogar, während er bei denen mit Placebo deutlich anstieg.

Selbst wenn GABA nicht direkt ins Hirn gelangen könnte, wäre das nicht entscheidend. Denn GABA entfaltet eine elegante Fernwirkung über das Nervengeflecht im Verdauungstrakt. Das Hirn funkt ja nicht nur an den Körper – auch in die umgekehrte Richtung läuft ein intensiver Datenverkehr.

GABA wird im Dünndarm aufgenommen, gelangt in die Blutbahn und kann dort an den Nerven wirken. Damit geht dann das Entspannungssignal nicht vom »Hirn → Körper«, sondern umgekehrt: »Körper → Hirn«. Ein Nerv, der mit dem frisch aufgenommenen GABA in Kontakt kommt, entspannt sich und gibt die Information an den nächsten Nerven weiter, bis diese Information über die Nervenkette oben im Gehirn angekommen ist – ohne dass das ursprüngliche GABA-Molekül selbst die Blut-Gehirn-Schranke überwinden muss. Es bewegt sich also nicht das geschluckte GABA ins Gehirn, sondern lediglich das Entspannungssignal, das es auslöst.

Darüber hinaus dürfte das nicht der einzige Weg sein, das Signal »Entspannung befohlen« an das Gehirn zu senden. Im

Darm selbst gibt es zahlreiche GABA-Rezeptoren, die zum Darm-Nervensystem gehören. Dieses wiederum hat eine direkte, enge Standleitung zum Gehirn. Wie stark unser Verdauungstrakt mit dem Gehirn verbunden ist, zeigt schon der Volksmund: »Mir ist was auf den Magen geschlagen« oder »Das muss ich erst mal verdauen«. Bekanntlich geht ja sogar Liebe durch den Magen.

GABA und der Vagusnerv

Unser Darm-Nervensystem ist eine riesige Quasselstrippe. Der Magen-Darm-Trakt hat ein eigenes Nervengeflecht mit rund 100 Millionen Zellen – mehr als das Rückenmark enthält. Es besteht aus den gleichen Zellen wie das Gehirn, nutzt die gleichen Botenstoffe, und auch die Rezeptoren sind natürlich dieselben.

Das ist auch kein Wunder, denn sie entstammen einer gemeinsamen Wurzel: der sogenannten Neuralleiste des Embryos. Während der Fötenentwicklung teilt sich dieses embryonale Gewebe auf – ein Teil wandert in den Kopf, ein anderer in den Darm. Sie bleiben aber fest verbunden. Ihr Verbindungskabel ist der sogenannte Vagusnerv, die direkte Standleitung zwischen Kopf- und Bauchgehirn.

Dabei ist das Darmhirn die größere Quasselstrippe: 90 Prozent der Signale fließen von Darm zum Gehirn, nur 10 Prozent in die andere Richtung. Landet eine Extraportion GABA im Darm und dockt an die dortigen Rezeptoren, erreicht die Information »Entspannung« so direkt das Oberstübchen.

Fazit: Nach aktuellen Studien kann GABA durchaus die Blut-Hirn-Schranke überwinden, wenn auch nur in geringen Mengen. Frappierend aber: GABA muss die Blut-Hirn-Schranke gar nicht passieren, um aus der Ferne entspannend zu wirken.

Was wissen Ärzte?

Mit Ihrem Arzt über Nährstoffe zu sprechen, kann frustrierend sein. Über Vitamine und Co wissen die meisten Kollegen leider viel zu wenig. Denn: Das Thema spielt in unserer Ausbildung so gut wie keine Rolle.

Die Aminosäuren und die gesamte Nährstoff-Biochemie hämmern wir uns an deutschen Unis in allerkürzester Zeit prüfungstauglich in den Kopf – vor der ersten Zwischenprüfung. In der gleichen Zeit paukt man andere Hammerfächer wie Anatomie und Physiologie.

Bei mir persönlich kamen im gleichen Semester auch noch anorganische Chemie, Biologie und andere kleinere Fächer hinzu – 27 harte Paukprüfungen waren es in nur wenigen Monaten. Ich habe alle bestanden. Aber Zeit für die genaue Betrachtung und Vertiefung des hochspannenden Themas Biochemie und Nährstoffe? Gab es nicht.

Hinzu kommt, dass das medizinische Wissen explodiert und es immer schwieriger wird, selbst im eigenen Fachgebiet auf der Höhe zu bleiben. Die Industrie weiß das und unterstützt die Ärzte gern, allerdings selten uneigennützig.

Deshalb ist es ein Glücksfall, wenn man einen Arzt findet, der sich in diesem Bereich auskennt. Solche Fachleute gibt es, aber sie sind nicht gerade zahlreich. Leider reagieren manche Kollegen bei diesem Thema auch abweisend. Eine Coaching-Klientin meiner Frau sprach ihren Psychiater auf GABA als Nahrungsergänzungsmittel an. Seine Reaktion: »Waaaas?

Sie wollen Drogen am Bahnhof kaufen?« Er meinte das völlig ernst und hielt den körpereigenen Nervenbotenstoff GABA für eine Droge. Amazon und die Muckibude nebenan als Dealer. Ja klar.

Beim Thema Nährstoffe steht man beim Gespräch mit dem Arzt vor einem Dilemma. Man kann es ansprechen – muss sich dann aber darauf gefasst machen, vielleicht verunsichert zu werden. Oder man schweigt dazu, das muss jeder individuell entscheiden. Tatsächlich dürfen Nährstoffe nicht auf Kassenrezept verschrieben werden. Auch Laboruntersuchungen auf mögliche Nährstoffmängel bergen Fußangeln, die vielen Kollegen unbekannt sind.

Hinzu kommt, dass in jeder Arztpraxis täglich Patienten sitzen, die bei Dr. Google den »absoluten Beweis« gefunden haben, aus welchem Grund sie nun diese oder jene Krankheit haben – ohne das Gelesene wirklich zu verstehen. Das führt auch dazu, dass Ärzte bei neuen Themen abweisend reagieren.

Vielleicht ist Ihr Arzt aber doch dem Thema aufgeschlossen. Dann zeigen Sie ihm die umfangreiche Literaturliste, die Sie am Ende des Buches per QR-Code oder Link aufrufen können.

GABA ist kein Wundermittel

Nein, GABA ist kein »Wundermittel«. Die gibt es sowieso nur in unseriösen Medien oder Spam-Mails.

Wer beispielsweise ständig unter Stress steht, löst diesen nicht, indem er mal eben eine Pille einwirft, egal ob das nun GABA oder etwas anderes ist. Ohne eine Änderung des Lebensstils und der beruflichen und der privaten Belastungssituation kann man keine stabile Verbesserung erwarten. Auch für eine »Auf eigene Faust«-Behandlung beispielsweise von Angst- oder Panikstörungen ist es nicht geeignet.

Aber: Viele Menschen nehmen ergänzend GABA-Präparate ein, um Stress abzubauen, die Schlafqualität zu verbessern oder Angst zu lindern. Sportler setzen es erfolgreich nach dem Training zur Entspannung ein, und auch aus der Suchttherapie gibt es spannende neue Ansätze.

Pulver oder Pille?

GABA gibt es quasi überall – online oder in Fitness-Shops. Ausnahme: England und die Schweiz. Qualitätsunterschiede sind kaum zu erwarten, denn es gibt weltweit nur drei Länder, in denen GABA als Rohware hergestellt wird: China, Japan und Südkorea. Diese Mengen gelangen in Riesenladungen nach Europa, wo Lohnabfüller sie zu Pulver, Kapseln oder Tabletten verarbeiten und mit dem Etikett des Verkäufers versehen.

Beim Kauf können Sie also beruhigt nach dem Preis gehen. Bei Tabletten sollten Sie aber immer auf Dosierung und Stückzahl achten.

Die Frage nach Pille oder Pulver hängt von zwei Dingen ab:

- von persönlichen Vorlieben
- von den Zielen, die Sie erreichen wollen.

Pulver kann der Körper schneller aufnehmen, wenn Sie es in Flüssigkeit auflösen. Sie können auch die Dosierung genauer an Ihre eigenen Bedürfnisse anpassen, zumindest wenn Sie eine feine Waage besitzen. Aber es ist Geschmacksache: Manche finden den Geschmack von GABA-Pulver unangenehm. Pulver bietet allerdings die Möglichkeit, mit kleineren Dosierungen anzufangen, als sie meist in Kapselform angeboten werden. Dort geht es bei 500 Milligramm los. Wer Nebenwirkungen bereits bei dieser Dosierung spürt, kann mittels Pulver mit kleineren Mengen starten und GABA einschleichen.

Tabletten oder Kapseln lassen sich dagegen deutlich einfacher einnehmen, erfordern keine Zubereitung und umgehen Geschmacksprobleme. Zudem ist die Dosierung leichter, weil jede Tablette oder Kapsel eine festgelegte GABA-Menge enthält.

Wem eine präzise Dosierung und Bequemlichkeit wichtig sind, für den sind Tabletten eine gute Wahl, nicht nur bei GABA. Wer dagegen Flexibilität und eine möglicherweise schnellere Wirkung bevorzugt, für den könnte Pulver die bessere Option sein.

So testen Sie, wie Sie auf GABA reagieren

Die folgenden Hinweise basieren auf Berichten und Erfahrungen unserer Coaching-Klienten und spiegeln daher subjektive Einschätzungen wider – auch in Bezug auf die genannten Dosierungen. Wie bei allen Nahrungsergänzungsmitteln ist es natürlich auch hier unbedingt ratsam, die Einnahme und insbesondere die Dosierung mit einem erfahrenen Arzt abzuklären.

1. Wählen Sie den richtigen Zeitpunkt: Am besten eignet sich der späte Nachmittag, wenn Sie ein paar freie Stunden haben und nichts zu erledigen haben. So können Sie sich ganz auf sich selbst konzentrieren und in sich hineinhorchen. Es kann gut sein, dass Sie nach der Einnahme so müde sind, dass Sie einfach einschlafen – dann gehen Sie einfach ins Bett.
2. Nehmen Sie die erste GABA-Dosis (500 Milligramm oder die Standarddosis der meisten Tabletten von 750 Milligramm) auf nicht zu vollen und nicht zu leeren Magen ein. Also einige Stunden nach einer Mahlzeit. Danach essen viele noch einen Joghurt oder eine Banane. Denn ist der Magen zu voll, wirkt GABA weniger und manchmal sehr zeitverzögert – ist der Magen zu leer, kommt es eher zu den seltenen Nebenwirkungen (siehe nächster Abschnitt).
3. Warten Sie eine Stunde und horchen Sie in sich rein: Tut sich was? Wenn ja, was? Ist der Kopf ruhiger? Weniger Gedankenkreisen? Körperliche Entspannung? Diese Dosis ist für den Moment die individuell richtige.

4. Finden Sie im nächsten Schritt – ebenfalls in Absprache mit einem Arzt – mit ein wenig Rumprobieren heraus, wann am Tag Sie wie viel von der individuellen Gesamtdosis einnehmen sollten, um ruhig zu werden oder zu bleiben. Dabei kommt es sehr auf den gewünschten Zweck an. Bei Einschlafstörungen empfehlen die Betroffenen die Einnahme der Gesamtdosis in den späten Abendstunden. Andere wollen dem abendlichen »Entspannungsglas« entgehen und gingen so vor: Einnahme ab Nachmittag, gestaffelt (also etwa jede Stunde), sodass die Höchstdosis zu dem Zeitpunkt erreicht ist, zu dem sie normalerweise etwas getrunken hätten. Wer unter Angst und Panik litt, war laut den Klienten gut beraten, bereits morgens mit GABA zu starten und die nötige Gesamtdosis über den Tag zu verteilen.

GABA macht aus meiner Erfahrung heraus – anders als beispielsweise Benzodiazepine – nicht benommen oder die berüchtigte »Watte im Kopf«. Der GABA-Bedarf kann auch variieren, berichten Betroffene. An einem stressigen Tag kann das mehr sein als am Wochenende. Allerdings sagen sehr viele auch: Man bekommt offenbar sehr schnell ein gutes Gefühl dafür, wie viel GABA einem wann guttut.

Gibt es Nebenwirkungen?

Natürlich kann GABA auch Nebenwirkungen hervorrufen. Diese treten jedoch insgesamt eher selten auf. Am häufigsten werden milde Hautreaktionen beschrieben, etwa ein leichtes Kribbeln oder Brennen der Haut, gelegentlich verbunden mit etwas Rötung.

In noch selteneren Fällen kann vorübergehend der Eindruck entstehen, für ein paar Atemzüge nicht richtig Luft zu bekommen. Dieses Empfinden ist zwar unangenehm, entspricht jedoch keiner tatsächlichen Atemnot. Die Atemwege sind nicht blockiert, und die Luftzufuhr ist nicht eingeschränkt. Vielmehr kann die beruhigende Wirkung von GABA auf die Atemmuskulatur dazu führen, dass die Atmung subjektiv als schwerer oder flacher wahrgenommen wird.

Da GABA entspannt, kann es auch sein, dass kurzfristig der Blutdruck abfällt. Bei einem ohnehin niedrigen Blutdruck ist also ein wenig Vorsicht beim Testen geboten. Sackt er zu schnell nach unten durch, kann es sein, dass sich der Puls beschleunigt, um den Blutdruck wieder zu erhöhen, oder das Herz ein paarmal außer der Reihe schlägt. In Einzelfällen klagen Anwender über Kopfschmerzen oder ein leichtes Schwindelgefühl. Noch seltener können Übelkeit, Blähungen oder Bauchschmerzen auftreten – vor allem, wenn das GABA-Pulver nicht gut gelöst oder auf nüchternen Magen eingenommen wird.

Interessanterweise führen einige Forscher bestimmte Nebenwirkungen auf die »Wirkung auf das zentrale Nervensystem« zurück oder darauf, dass GABA das »Atemzentrum im Gehirn (Medulla oblongata) minimal dämpft«. Ein kleiner Einschub: Auch das steht im Widerspruch zur gängigen Lehrmeinung, dass GABA die Blut-Hirn-Schranke nicht überwinden könne – doch lassen wir das hier beiseite.

Plausibler scheint folgende Erklärung: GABA entspannt, dadurch weiten sich auch die kleinen Blutgefäße. Das sorgt für bessere Durchblutung, daher das Kribbeln. Bei schneller Weitung steigt ihr Querschnitt, mehr Blut passt hinein, der Blutdruck sinkt – und beides spürt man dann deutlich.

Was die Atmung betrifft, passiert meiner Meinung nach Ähnliches, wenn das Gefühl auftritt, keine Luft zu bekommen. Die Muskeln wie etwa das Zwerchfell oder die äußeren Zwischenrippenmuskeln erschlaffen plötzlich sehr stark.

Normalerweise atmen wir ja ganz automatisch, ohne darüber nachzudenken. Wenn diese Muskeln jetzt auf einmal schlaff werden, löst das im Kopf ein Alarmsignal aus: »Achtung, da stimmt was nicht.« Genau das empfinden wir dann als Atemnot. Atmet man aber ruhig und konzentriert weiter, legt sich das Gefühl gleich wieder.

Auf jeden Fall berichten Betroffene von dieser Nebenwirkung sehr selten.

Was darf man mit GABA nicht tun?

Ich habe weiter vorn schon drauf hingewiesen: Wer bestimmte Medikamente nimmt, sollte auf gar keinen Fall auf eigene Faust GABA nehmen, ohne sich ärztlich begleiten zu lassen.

Zu Schwangerschaft und Stillzeit liegen kaum Daten vor. Wie bei vielen Medikamenten ist es sicherer, dann auf die Einnahme von GABA zu verzichten. Wer Herzerkrankungen hat, sollte erst mit seinem Kardiologen sprechen, ob die Einnahme von GABA risikolos ist. Ein sehr niedriger Blutdruck ist ebenfalls ein Grund, vorsichtig zu sein oder auf die Einnahme zu verzichten, da GABA den Blutdruck weiter senken kann. Auch hier: Lieber den Arzt einmal zu viel fragen.

Höchste Vorsicht ist auch geboten, wenn man Schlafmittel einnimmt. Hier kommt es sehr auf die Wirkweise des Medikaments an, aber sobald dieses ins GABA-System eingreift, ist auch hier Vorsicht die Mutter der Porzellankiste. Alkohol oder Cannabis verstärken die beruhigende Wirkung von GABA – und zwar so stark, dass das durchaus unangenehm werden kann.

Für Minderjährige existieren keine belastbaren Daten – hier gilt Vorsicht.

Etwas differenzierter könnte man das Thema GABA und Antidepressiva betrachten. Angeblich kann GABA diese sogenannten SSRI beeinflussen. Wirklich sicher ist das allerdings nicht, die Studienlage ist äußerst dünn. Und so richtig plausibel wäre das auch nicht, denn SSRI wirken nun mal auf das

Serotoninsystem, GABA beeinflusst das Serotoninsystem aber nicht. Ähnliches gilt für die Klasse der MAO-Hemmer. Einige SSRI haben aber auch sedierende Effekte. Dies kann die beruhigende Wirkung von GABA verstärken, was zur Benommenheit führen könnte.

Was auf keinen Fall zusammenpasst, ist die Einnahme von GABA mit Epilepsiemedikamenten. Die Auswirkungen auf das zentrale Nervensystem sind dabei nicht vorhersehbar – also Finger weg! Gleiches gilt für Antipsychotika, Lithium oder andere beruhigende Substanzen (außer Epilepsiemedikamenten): Diese können die Wirkung von GABA unberechenbar verstärken oder abschwächen, daher keine Selbstmedikation in Kombination damit.

Bei psychischen Erkrankungen wie Schizophrenie oder bipolaren Störungen kann GABA in höheren Dosierungen negative Auswirkungen haben, also auch hier: keine Selbstverordnung, ohne den behandelnden Arzt zu fragen.

Noch ein Wort zu »viel hilft viel«. Man kann von allem zu viel einnehmen. Wer in 15 Minuten sechs Liter Wasser herunterschluckt, kann froh sein, die nächste Intensivstation lebend zu erreichen. Die Dosis macht das Gift, sagte schon Paracelsus, und so ist es. Die Einnahme sehr großer Mengen GABA auf einmal könnte zu unerwünschten Nebenwirkungen wie Schläfrigkeit, Benommenheit oder paradoxen Reaktionen führen. Deshalb macht das schon Sinn, was Betroffene sich untereinander raten: die individuelle Dosis austesten, idealerweise in Absprache mit einem Arzt.

Macht GABA abhängig?

Auch wenn fragwürdige Gesundheitsseiten das andeuten: Es gibt keinerlei Belege dafür, dass die körpereigene Substanz GABA abhängig macht. Das ergibt auch gar keinen Sinn – vom eigenen Nervenbotenstoff abhängig zu werden.

Wissenschaftlich ausgedrückt: GABA als Einzelsubstanz hat kein bekanntes Sucht- oder Abhängigkeitspotenzial. Es wirkt nicht direkt auf die Belohnungszentren des Gehirns, die typischerweise bei Abhängigkeit eine Rolle spielen. Auch bei langfristiger Einnahme gibt es bislang keine Hinweise darauf, dass GABA-Präparate eine körperliche oder psychische Abhängigkeit hervorrufen.

Obwohl GABA selbst keine körperliche Abhängigkeit auslöst, könnten manche psychisch an die beruhigende Wirkung gewöhnt sein. Dies ist aber eher ein Gewöhnungseffekt als eine echte Abhängigkeit im medizinischen Sinne.

Es gibt keine überzeugenden Belege dafür, dass GABA eine Toleranzentwicklung bewirkt – also dass man immer höhere Dosen bräuchte, um noch eine Wirkung zu spüren. Bei manchen lässt die empfundene Wirkung mit der Zeit nach, was aber eher auf einen nachlassenden Stresspegel und zunehmende natürliche Entspannung hindeutet als auf echte Toleranz. Kurz gesagt: Man benötigt nach einiger Zeit schlicht weniger, wenn GABA sein Ziel erreicht hat.

Fassen wir zusammen: GABA hat **kein direktes Abhängigkeitspotenzial**, weder körperlich noch psychisch, wenn es in den empfohlenen Dosierungen als Nahrungsergänzungsmittel eingenommen wird. Ein Risiko besteht hauptsächlich bei unsachgemäßer Anwendung oder in Kombination mit Substanzen, die das GABA-System beeinflussen. Für eine sichere Anwendung sollten GABA-Präparate gemäß den Herstellerempfehlungen und idealerweise in Rücksprache mit einem Arzt verwendet werden.

GABA
in der Medizin

GABA und innere Balance – wenn der Beruhigungsbotenstoff aus dem Takt gerät

GABA ist der große Beruhiger im Gehirn. Wenn er funktioniert, gleicht das Nervensystem einem stillen See – ruhig, klar und stabil. Doch viele Menschen kämpfen mit innerer Unruhe, Reizbarkeit oder Schlafproblemen, obwohl sie sich Mühe geben, gesund zu leben. Der Grund: GABA kann gestört sein – in seiner Herstellung, seiner Wirkung oder durch äußere Einflüsse.

Die GABA-Herstellung – ein sensibles Puzzle

GABA entsteht im Gehirn aus seinem Gegenspieler **Glutamat** – das wiederum aus **Glutamin** gebildet wird. Klingt einfach, ist aber ein komplexer Prozess, der mehrere Helfer braucht. Fehlt einer, stockt der ganze Ablauf.

Vitamin B6 (Pyridoxin): Unverzichtbar für die Umwandlung von Glutamat in GABA. Fehlt B6, stockt die GABA-Produktion – auch bei Glutamatüberschuss. Bei Stress oder hormonellen Veränderungen (zum Beispiel in den Wechseljahren) steigt der Bedarf generell im Körper. Bedeutet: Es bleibt eventuell zu wenig für den GABA-Stoffwechsel übrig.

Glutamin: Diese Aminosäure ist der »Rohstoff« für GABA. Doch Stress, chronische Entzündungen oder Infektionen können den Bedarf massiv erhöhen – das Immunsystem und der Darm konkurrieren ebenfalls um Glutamin. Auch das kann wiederum zu einem GABA-Mangel führen.

Magnesium: Aktiviert das Enzym Glutamat-Decarboxylase (GAD), das zur GABA-Herstellung gebraucht wird. Ohne ausreichend Magnesium läuft dieser Schritt nicht rund. Magnesiummangel ist verbreitet – besonders bei chronischem Stress, hohem Koffeinverbrauch oder hormonellen Schwankungen.

Zink und Mangan: Diese Spurenelemente sind stille Unterstützer – sie helfen in enzymatischen Umwandlungen. Schon geringe Mängel können das System bremsen.

Chronischer Stress: Erhöht das Cortisol – und das stört GABA auf mehreren Ebenen. Es kann die GABA-Produktion direkt senken **und** die Empfindlichkeit der GABA-Rezeptoren herabsetzen. Zudem verbraucht Dauerstress viele der nötigen Mikronährstoffe.

Chronische **Entzündungen und oxidativer Stress**: Zellstress verändert die Funktionsweise von Nervenzellen – und damit auch den GABA-Glutamat-Haushalt. Entzündungsbotenstoffe können sogar die GABA-Rezeptoren selbst schädigen.

Wenn GABA da ist – aber nicht wirkt

Auch bei ausreichender Produktion kann GABA seine Wirkung verlieren:

Rezeptorstörungen: GABA dockt an GABA-A- oder GABA-B-Rezeptoren an. Chronischer Stress, Alkoholmissbrauch, Entzündungen oder Schwermetalle stören allerdings deren Funktion.

Alkohol und Benzodiazepine: Zunächst verstärken sie GABA – doch bei regelmäßiger Einnahme wird die natürliche GABA-Aktivität herabgesetzt. Nach dem Absetzen kommt es deshalb zu den gefürchteten Entzugserscheinungen.

Mikrobiomstörungen: Ein gesunder Darm produziert GABA mit – zum Beispiel durch Bifidobakterien. Bei Dysbiose oder Leaky-Gut-Syndrom kann diese Unterstützung wegbrechen.

GABA-ähnliche Symptome – aber andere Ursachen

Nicht immer ist GABA schuld, wenn das Nervensystem verrücktspielt. Auch andere Erkrankungen können Symptome wie Unruhe, Reizbarkeit oder Schlafstörungen verursachen:

Ursache	Symptome	GABA-System betroffen?
Schilddrüsenüberfunktion	Nervosität, Herzrasen, Schlaflosigkeit	Indirekt – GABA wird überstimmt.
Schilddrüsenunterfunktion	Erschöpfung, Depression, Reizbarkeit	Mögliche Wechselwirkung.
Nebennierenschwäche	nervöse Erschöpfung, Schlafprobleme	Ja – Cortisol beeinflusst GABA.
Eisenmangel	Müdigkeit, Unruhe, schlechte Schlafqualität	Indirekt – beeinträchtigt auch Dopamin und Serotonin.
Histaminintoleranz	Schlafprobleme, Unruhe, Kopfdruck	Histamin wirkt als Gegenspieler.
Blutzuckerschwankungen	Reizbarkeit, innere Unruhe, Zittern	Ja – beeinflusst Neurotransmitterbalance.

Wo GABA die Medizin unterstützt

Ich stelle Ihnen in der Tabelle einige Krankheitsbilder vor, bei denen ärztliche Kollegen GABA erfolgreich zusätzlich zu Standardbehandlungen einsetzen. Wie gesagt, zusätzlich – nicht aber, um diese zu ersetzen.

Störfaktor	**Auswirkung auf GABA**
Chronischer Stress	Senkt GABA-Synthese, mindert Rezeptorempfindlichkeit.
Alkohol, Benzodiazepine	Überreizung der GABA-Rezeptoren → Rückbau, Abhängigkeitseffekte
Dysbiose im Darm	weniger GABA aus dem Mikrobiom, gestörte Darm-Hirn-Achse
Schwermetalle, Umweltgifte	Stören die GABA-Rezeptoren direkt.
Neuroinflammation	Entzündungen im Gehirn beeinflussen GABA negativ.

Wer Details zu Studien wissen will: Mit dem QR-Code beziehungsweise Link am Ende des Buches können Sie nachlesen, woher die Informationen stammen.

Sexualhormone: GABAs enge Verbündete

Östrogen und Progesteron sind nicht nur für Zyklus und Fruchtbarkeit zuständig – sie haben eine starke Wirkung auf das zentrale Nervensystem. Besonders Progesteron ist eng mit GABA verknüpft.

Progesteron als GABA-Verstärker: Ein Abbauprodukt von Progesteron, das sogenannte Allopregnanolon, wirkt direkt an GABA-A-Rezeptoren – es verstärkt deren beruhigende Wirkung. Je mehr Progesteron, desto sensibler reagieren wir auf GABA.

In den Wechseljahren fällt der Progesteronspiegel rapide ab – und damit verschwinden die natürlichen GABA-Verstärker, was zu einem Einbruch der GABA-Wirkung führt. Viele Frauen erleben dann:

- Einschlafprobleme trotz Müdigkeit
- innere Unruhe
- Stimmungsschwankungen
- Reizbarkeit
- erhöhte Ängstlichkeit

Diese Symptome können aussehen wie ein GABA-Mangel – und sind es häufig auch, ausgelöst durch das hormonelle Defizit.

Auch **Östrogen** spielt mit: Östrogen fördert indirekt die GABA-Freisetzung und die Neubildung von GABA-Rezeptoren. Ein Mangel (zum Beispiel nach den Wechseljahren oder bei sehr niedrigem Körperfett) kann also ebenfalls die GABA-Balance stören.

Angst- und Panikstörungen

Jeder Mensch hat mal Angst – das ist eine normale Reaktion des Körpers auf Gefahr. Panik ist eine gesteigerte Form der Angst, die nicht immer zu rationalen Handlungen führt, aber in extremen Belastungssituationen bei jedem auftreten kann.

Angst- und Panikstörungen dagegen unterscheiden sich von diesem normalen Auftreten vor allem durch Folgendes:

- Die Ängste treten meist ohne wirkliche Gefahr auf.
- Sie sind sehr intensiv und für den Betroffenen schwer zu kontrollieren.
- Sie können den Alltag stark beeinträchtigen.

Bei einer Angststörung belastet die Angst die Betroffenen häufig oder ständig, oft ohne klaren Grund. Dabei kann sich die Angst auf viele Dinge beziehen. Manche haben beispielsweise extreme Angst vor bestimmten Situationen (zum Beispiel Menschenmengen, Fahrstühlen, Spinnen) oder allgemein vor dem Leben (»Was, wenn etwas Schlimmes passiert?«). Auch Flugangst, Prüfungsangst oder Höhenangst gehören dazu.

Panikstörungen hingegen äußern sich durch plötzliche Angstanfälle mit körperlichen Symptomen wie Herzrasen, Atemnot, Zittern und Schwindel. Diese Panikattacken fühlen sich lebensbedrohlich an, obwohl keine reale Gefahr besteht. Typische Symptome können sein:

- Herzklopfen, Schweißausbrüche, Zittern
- Atemnot oder Erstickungsgefühle

- Die Betroffenen berichten von Schwindel, Übelkeit und Benommenheit.
- Ein Gefühl von »Ich verliere die Kontrolle« oder »Ich sterbe gleich« kann die Patienten überkommen.
- Angst- und Panikpatienten sind andauernd angespannt, sorgen sich oder vermeiden gezielt bestimmte Situationen.

Therapeutisch setzt man bei Angst- und Panikstörungen zunächst auf Aufklärung der Patienten: Das Verständnis, dass die Angst zwar unangenehm, aber nicht gefährlich ist, hilft Betroffenen sehr, ihre Erkrankung besser einzuordnen. Atem- und Entspannungstechniken können Panikattacken abmildern, auch Verhaltenstherapien erzielen gute Ergebnisse.

Je nach Schweregrad kommen unterschiedliche Medikamente zum Einsatz, welche die allgemeine Angstneigung senken und Panikattacken verhindern sollen. Das sind für die Dauertherapie Antidepressiva wie

- SSRI (selektive Serotonin-Wiederaufnahmehemmer, zum Beispiel Escitalopram, Sertralin, Paroxetin, Fluoxetin),
- SNRI (Serotonin-Noradrenalin-Wiederaufnahmehemmer, zum Beispiel Venlafaxin, Duloxetin),
- TZA (trizyklische Antidepressiva, beispielsweise Clomipramin, Amitriptylin),
- MAO-Hemmer (werden aber selten eingesetzt, eher bei therapieresistenter Angst, zum Beispiel Moclobemid).

Für Notfallsituationen gibt es schnell wirksame Medikamente, die aber nur selten und kurzfristig genommen werden sollen, da sie leicht abhängig machen können. Zu diesen Medikamenten gehören:

- Benzodiazepine (zum Beispiel Lorazepam, Alprazolam, Diazepam – nur für Notfälle wegen Abhängigkeitsrisiko)
- Betablocker (bei körperlichen Symptomen – sie wirken nicht gegen die Angst, aber beispielsweise gegen Herzrasen; Beispiele sind Propranolol oder Metoprolol)
- In schweren Fällen wird selten das Antiepileptikum Pregabalin eingesetzt, das strukturell mit GABA verwandt ist, aber nicht direkt auf den GABA-Rezeptor wirkt. Ebenfalls selten Einsatz findet das Anxiolytikum Buspiron, das eher für die Langzeittherapie geeignet ist.

Viele der oben genannten Medikamente wirken an der einen oder anderen Stelle auf das GABA-System. Natürlich kamen Forscher auch schon auf die Idee, GABA bei Angststörungen einzusetzen. Hier ein paar Beispiele aus internationalen Studien, welche im Anhang nachzulesen sind.

Studie zur Wirkung von GABA bei Höhenangst

In einer kleinen Studie erhielten acht Probanden mit Höhenangst entweder 200 Milligramm natürliches GABA oder ein Placebo, bevor sie eine schwankende Hängebrücke überqueren mussten.

Die Forscher maßen dabei das sekretorische Immunglobulin A (sIgA) im Speichel als Marker für Stressreaktionen. Bei den Probanden mit Placebo sanken die IgA-Spiegel während der Brückenüberquerung um etwa 35 Prozent, was auf erhöhten Stress hinweist. Bei den Probanden, die GABA erhielten, sanken die Werte nicht oder steigerten sich sogar leicht – was auf eine stressmindernde Wirkung von GABA hindeutet.

200 Milligramm ist eine eher niedrige Dosierung. Wie gesagt, die Studie ist mit nur acht Teilnehmern sehr klein. Sie zeigt aber, dass GABA als Nahrungsergänzungsmittel angstlindernde Effekte haben könnte, insbesondere in stressauslösenden Situationen wie der Konfrontation mit Höhen.

Angststörungen als Ungleichgewicht im Hirnstoffwechsel

Eine Studie im sehr renommierten Fachblatt *Nature* untersuchte die Rolle der Neurotransmitter Glutamat und GABA bei Angststörungen. Die Forscher gingen davon aus, dass Angststörungen mit einem Ungleichgewicht im Gehirnstoffwechsel zusammenhängen könnten. Sie fassten dazu zahlreiche Studien zusammen.

Sie fanden, dass erhöhte Glutamatspiegel oder eine Überaktivität glutamaterger Signalwege bei Angststörungen häufig beobachtet werden. Besonders in der Amygdala, einer Hirnregion, die für emotionale Verarbeitung zuständig ist, spielt GABA eine sehr wichtige Rolle:

- Sie verarbeitet Angst und Bedrohung.
- Sie speichert emotionale Erinnerungen.
- Sie bewertet Reize.
- Sie löst körperliche Reaktionen auf Emotionen aus – zum Beispiel Herzrasen bei Angst.

Sind die Glutamatspiegel in dieser Gefahren-Bewertungs-Zentrale zu hoch oder fehlt es an GABA, überwiegt das erregende Glutamatsystem und löst Übererregung aus. Ein ausgewogenes Verhältnis zwischen erregenden und hemmenden Neurotransmittern sei für die psychische Gesundheit sehr wichtig, schlussfolgern die Autoren, nachdem sie mehrere Medikamente diskutiert haben, die das GABA- oder Glutamatsystem beeinflussen können.

GABA wirkt als Nahrungsergänzungsmittel auf das Gehirn

In einer ebenfalls kleinen Studie untersuchten Forscher (dieselben, die auch das Hängebrückenexperiment durchführten) die Wirkung von geschlucktem GABA auf die EEG-Aktivität des Gehirns. Mit einem EEG (Elektroenzephalogramm) misst man die elektrische Aktivität des Gehirns über Elektroden auf der Kopfhaut. Es zeigt, wie das Gehirn arbeitet.

Ergebnis: Die Einnahme von GABA als Nahrungsergänzungsmittel führte zu einer signifikanten Erhöhung der Alphawellen, was ein Anzeichen für Entspannung und verminderte Angstzustände ist.

GABA verbessert wichtige Herzparameter

Die Wirkung von 30 Milligramm GABA täglich bei körperlich wenig aktiven, übergewichtigen Frauen, die gleichzeitig ein Sportprogramm durchliefen, untersuchten Ueda und seine Kollegen. Nach mehreren Wochen zeigte sich in der GABA-Gruppe eine signifikante Verbesserung der Herzfrequenz-variabilität (HRV), ein physiologischer Marker für parasympathische Aktivierung und innere Beruhigung. Zusätzlich verbesserten sich Schlafqualität und depressive Symptome. Fazit dieser Untersuchung: GABA kann auch bei chronischer Belastung das Stress- und Erregungsniveau positiv beeinflussen.

GABA puffert Stress weg

Die Wirkung von 10 bis 12,3 Milligramm fermentiertem GABA auf physiologische und subjektive Stressparameter bei gesunden Erwachsenen untersuchten japanische Forscher. In der GABA-Gruppe nahmen Herzfrequenz und Hautleitfähigkeit weniger zu, wenn die Probanden unter mentalen Stress gesetzt wurden. Gleichzeitig nahm die Alpha-Aktivität im EEG zu, die mit einem Zustand entspannter Aufmerksamkeit verbunden ist. Auch das subjektive Ruhe- und Entspannungsgefühl war unter GABA ausgeprägter. Dies spricht für eine stressdämpfende und entspannungsfördernde Wirkung bereits niedriger GABA-Dosierungen.

GABA verbessert den Schlaf bei gestressten Erwachsenen

Der japanische Forscher Matsuura gab seinen Probanden 30 Milligramm GABA pro Tag. Schon bei dieser geringen Dosis stellte sich eine deutliche Verbesserung der Schlafqualität ein – gleichzeitig sanken subjektive Angst und Stresswahrnehmung.

Entspannung und Schlaf

Kein Schlaf ohne unsere natürliche Biochemie. Andersherum: Ist unsere Biochemie gestört, wird es mit dem Ein- oder Durchschlafen schwierig.

Beim Einschlafen müssen mehrere Neurotransmitter und Hormone perfekt zusammenspielen. GABA als wichtigster beruhigender Nervenbotenstoff ist natürlich ganz vorn dabei, zusammen mit dem Hormon Melatonin. Mit im Team sind außerdem die Neurotransmitter Adenosin, Serotonin, Orexin und Noradrenalin.

Mit Einbruch der Dunkelheit bemerken Fotorezeptoren der Netzhaut, dass der Blauanteil im Licht abnimmt. Diese Information melden sie an den suprachiasmatischen Nukleus (SCN) im Hypothalamus – ein Name, den man sich leichter mit der Abkürzung merkt. Der Hypothalamus, in dem der SCN sitzt, ist eine kleine, aber wichtige Schaltzentrale im Gehirn. Von hier aus werden lebenswichtige Prozesse wie Hunger, Durst, Schlaf und Körpertemperatur gesteuert. Er bildet die Verbindung zwischen Nerven- und Hormonsystem und gibt der Zirbeldrüse das Kommando, Melatonin auszuschütten. Gleichzeitig sinkt das Orexin, ein wach haltender Neurotransmitter, langsam ab.

Jetzt kommt auch GABA ins Spiel. Gesteuert vom Hypothalamus, hemmen GABA-aktivierte Nerven Noradrenalin, Dopamin und Orexin. Weiter geht es mit dem Adenosin. Dies ist eine Zwischenstufe des Energiestoffwechsels. Im Laufe des

Tages sammelt es sich im Gehirn an: Je länger man wach ist, desto mehr Adenosin entsteht. Dadurch signalisiert der Körper schließlich: »Es reicht, Zeit fürs Bett!«

Das ist in aller Kürze der natürliche Prozess, der uns müde werden lässt.

Müde zu werden und einzuschlafen, reicht aber nicht aus – wir müssen auch durchschlafen. Dafür sorgt wieder GABA, das weiter zunimmt und aktiv die Systeme von Noradrenalin und Histamin unterdrückt, die beide wach halten. Wäre das Histamin zu hoch, könnte der Körper kein Melatonin ausschütten. Dieses erreicht seinen Höchstwert etwa zwei bis drei Stunden nach dem Einschlafen.

In diese Phase der Melatonin- und GABA-Dominanz fällt der tiefe Non-REM-Schlaf. Körpertemperatur und Herzfrequenz sinken jetzt weiter, Wachheitsbotenstoffe wie Dopamin und Orexin bleiben gehemmt. Der Körper genießt den tiefen, regenerativen Schlaf.

90 Minuten nach dem Einschlafen beginnt dann die REM-Phase, in der wir träumen. Während GABA ununterbrochen hoch bleibt, sinkt das Schlafhormon Melatonin langsam ab. Dafür steigt der Neurotransmitter Acetylcholin an, unter anderem zuständig für Träume. Die Aktivität von Dopamin und Noradrenalin steigt und sorgt dafür, dass das Hirn in den REM-Phasen aktiver wird. Auch wenn es noch nicht endgültig geklärt ist, geht man immer mehr davon aus, dass in dieser Phase quasi ein Hausputz im Gehirn stattfindet, bei dem gesammelte Informationen konsolidiert und integriert werden.

In dieser Schlafphase sind die Muskeln übrigens wie gelähmt – vielleicht hat der ein oder andere dieses unangenehme Gefühl schon einmal erlebt, wenn man in einer solchen Phase kurz aufwacht. Der Sinn dieser Muskelstarre besteht darin, dass wir uns im Traum nicht durch unwillkürliche Bewegungen verletzen.

Am Ende unserer Reise durch eine Nacht mit natürlichem Schlaf erreichen wir das Aufwachen. Sobald in der Dämmerung das erste Licht registriert wird, sinken die Spiegel von Melatonin und GABA – das Gehirn kommt wieder in den Wachzustand. Gleichzeitig steigen Orexin und Noradrenalin, damit wir wach bleiben. Auch das als Stresshormon bekannte Cortisol erreicht jetzt seinen Höchstwert, wodurch Energie bereitgestellt wird. Der Körper ist wach, und wir sind bereit für den neuen Tag.

Dieses fein abgestimmte Zusammenspiel sorgt für einen erholsamen Schlaf und ein natürliches Erwachen. Wie bei allen komplexen Systemen kann aber auch hier etwas schiefgehen – die Folgen sind Schlafstörungen. Die wichtigsten Formen sind in der Tabelle zusammengefasst.

Schlafstörung	**Hauptproblem**	**Typische Symptome**
Insomnie	Einschlafen/ Durchschlafen schwer	Unruhe, Müdigkeit
Schlafapnoe	Atemaussetzer im Schlaf	Schnarchen, Tagesmüdigkeit
Narkolepsie	plötzliche Einschlafattacken	Kataplexie, Schlaflähmung
Restless-Legs-Syndrom	Bewegungsdrang in den Beinen	Kribbeln, Unruhe
Parasomnien	abnormales Schlafverhalten	Schlafwandeln, Albträume

Zirkadiane Rhythmus-störung	falscher Schlaf-Wach-Zyklus	später/früher Schlaf-rhythmus
Hypersomnie	übermäßige Tagesmüdigkeit	viel Schlaf, trotzdem müde

Natürlich gibt es eine Reihe von Medikamenten gegen Schlafstörungen. Diese habe ich in einer Tabelle zusammengefasst. Zu beachten ist dabei, dass die Schlafapnoe aus dem Raster fällt – das hier eingesetzte Modafinil wird gegen die Tagesmüdigkeit gegeben, nicht zum Ein- oder Durchschlafen.

Zusammenfassung: Medikamente nach Schlafstörung sortiert

Schlafstörung	Medikamente
Insomnie	Z-Substanzen (Zolpidem, Zopiclon), Benzodiazepine, Melatonin, sedierende Antidepressiva (Mirtazapin, Trazodon), Antihistaminika
Schlafapnoe	Modafinil (bei Tagesmüdigkeit)
Narkolepsie	Modafinil, Methylphenidat, Natriumoxybat, Antidepressiva gegen Kataplexie
Restless-Legs-Syndrom	Dopamin-Agonisten (Pramipexol, Ropinirol), Gabapentin, Pregabalin, Eisenpräparate
Parasomnien	Clonazepam (REM-Schlaf-Verhaltensstörung), Melatonin, Prazosin (PTSD-Albträume)
Zirkadiane Störungen	Melatonin, Modafinil (bei Schichtarbeit)
Hypersomnie	Modafinil, Methylphenidat, Amphetamin, Natriumoxybat

Auf den Medikamentenlisten findet man kein GABA – Sie erinnern sich an den wissenschaftlichen Streit, ob GABA die Blut-Hirn-Schranke überwinden kann oder nicht. Hinzu kommt möglicherweise, dass GABA nicht patentfähig wäre, wenn ein Pharmakonzern es als Medikament zulassen wollte. Dieser Konzern müsste dann Millionen für Studien aufwenden, um eine Zulassung zu bekommen.

Da aber eine Aminosäure als natürlich vorkommende Substanz nicht patentfähig ist, könnten die Mitbewerber der Firma dann sofort Konkurrenzprodukte auf den Markt bringen. Denn anders als bei Neuentwicklungen gäbe es keine Schutzfrist für das neue Produkt, in der dieser fiktive Konzern die Millionen für die Neuzulassung über einen höheren Preis wieder hereinholen könnte.

Klingt nicht nach einem guten Geschäft? Ist es auch nicht, und deshalb macht es auch niemand.

In unserer Beratungspraxis sowie in der großen Online-Community von »Alkohol adé«, auf Reddit und in anderen Foren berichten viele Menschen davon, GABA für einige Zeit erfolgreich eingesetzt zu haben – um ruhiger zu werden und besser einzuschlafen, oft in Kombination mit Melatonin.

Fragt man diese Menschen nach ihrer Motivation, GABA statt Schlafmittel zu nehmen, erhält man klassischerweise diese persönlichen Einschätzungen:

- GABA ist ein natürlicher Stoff, der sowieso im Körper vorkommt.
- GABA macht nicht abhängig.
- Man wacht am Morgen nicht so gerädert auf wie nach manchen Schlafmitteln.

Schauen wir uns einige Studien zum Zusammenhang von Schlaf und GABA an. Bei Insomnie – also Schlaflosigkeit oder der Unfähigkeit, rasch ein- oder durchzuschlafen – fanden Arbeitsgruppen um den Harvard-Professor John W. Winkelmann heraus, dass Patienten 30 Prozent weniger GABA im Gehirn aufweisen als Menschen, die wie die Murmeltiere ein- und durchschlafen können. Außerdem beobachteten die Forscher einen Zusammenhang zwischen dem GABA-Spiegel und der Wachzeit nach dem Einschlafen: Je niedriger der GABA-Spiegel, desto häufiger wachten die Teilnehmenden nachts auf.

Eine andere Studie fand bei Insomnie-Patienten zwar keine erniedrigten GABA-Spiegel, dafür aber erhöhte Werte des GABA-Gegenspielers Glutamat. Alles ist relativ: Ein Ungleichgewicht zugunsten des erregenden Glutamats gegenüber dem beruhigenden GABA führt dazu, dass Betroffene abends angespannter sind und länger wach bleiben.

Spannend sind auch die Ergebnisse einer *Review* – einer systematischen Zusammenfassung und Bewertung aller verfügbaren wissenschaftlichen Studien zu einem Thema. Dafür durchforsten Wissenschaftler Datenbanken und Literatur, prüfen, ob die Veröffentlichungen wissenschaftlichen Kriterien genügen, und bewerten, ob ausreichend Belege für eine bestimmte Wirkung oder Behandlung vorliegen.

Auch wenn die Ergebnisse nicht einheitlich waren – was bei dieser Studienmethode selten der Fall ist –, so fanden die Autoren Hinweise darauf, dass geschlucktes GABA bestimmte Stressmarker deutlich herabsetzte. Dazu zählt zum Beispiel eine Verringerung der Alphawellen-Aktivität im Gehirn als Indikator für Entspannung. Außerdem scheint GABA die subjektive Wahrnehmung von Stress zu verringern.

Zudem fanden sie positive Effekte von GABA als Nahrungsergänzungsmittel auf die Schlafqualität: Die Einschlafzeiten waren kürzer und der Schlaf besser. GABA schien auch die subjektive Wahrnehmung von Stress zu verringern. Ein Problem bei dieser Untersuchung war, dass die Dosierungen von GABA in den herangezogenen Studien recht unterschiedlich waren, was die Vergleichbarkeit erschwert.

Es finden sich auch Untersuchungen dazu, GABA in Kombination mit anderen Stoffen einzunehmen. Folgende Stoffe gehören dazu:

- **L-Theanin** ist eine Aminosäure, die hauptsächlich in Teeblättern vorkommt. Sie beeinflusst das zentrale Nervensystem, indem sie auf Neurotransmitter wie Glutamat und GABA wirkt, und fördert so die Entspannung, ohne aber direkt Schlaf zu induzieren.
- **Taurin**, eine natürlicherweise im Körper vorkommende Aminosäure, bindet an GABA-A-Rezeptoren im Gehirn. So verstärkt sie die beruhigende und entspannende Wirkung von GABA. Zudem kann Taurin die GABA-Synthese und -Freisetzung im Gehirn fördern, was die Entspannung weiter erhöht, Angst löst und Stress reduziert.
- **Magnesium**, ein essenzielles Mineral, ist unverzichtbar für den Organismus. Es fördert die Bindung von GABA an seine Rezeptoren und verstärkt so die hemmende Wirkung im Gehirn. Durch die Blockade von NMDA-Rezeptoren reduziert es außerdem die Freisetzung von Glutamat – den Gegenspieler von GABA – und unterstützt so indirekt die Entspannung und verbessert die Schlafqualität. Zudem reduziert Magnesium die Freisetzung des Stresshormons Cortisol. Ein Magnesiummangel führt hingegen

zu einem übererregbaren Nervensystem, verstärkter Angst und Schlafstörungen.

In Internetforen tauschen Betroffene Rezepte für »Schlafcocktails« aus diesen Substanzen aus – vom Prinzip her würde das Sinn ergeben. Leider fehlen in der wissenschaftlichen Literatur bisher gezielte Untersuchungen zu solchen Kombinationen.

Ein weiterer Grund für Schlafstörungen sind die Restless Legs, auch rastlose Beine genannt. In Betroffenenforen berichten User, dass sie mit GABA diese ziemlich gemeine Schlafstörung in den Griff bekamen: Die unruhigen Beine kamen zur Ruhe, nachdem sie GABA als Nahrungsergänzung genommen hatten.

Beim **Restless-Legs-Syndrom (RLS)** haben die Betroffenen unangenehme Gefühle in den Beinen (zum Beispiel Kribbeln, Ziehen oder Brennen) und einen starken Bewegungsdrang. Die Symptome treten typischerweise in Ruhephasen auf, besonders abends oder nachts, und können den Schlaf erheblich stören.

Studien zeigen einen Einfluss des GABA-Glutamat-Systems auf RLS: Bei Patienten wurde eine verringerte GABA-bezogene Aktivität in bestimmten Hirnregionen festgestellt, wodurch das erregende Glutamat überwiegt. Ergebnis kann eine gesteigerte neuronale Erregbarkeit sein, die die unruhigen Beine auslöst – ein Zustand, der für die Betroffenen extrem belastend ist.

So einfach wird es nicht sein, mit »GABA einnehmen und fertig« alle Probleme zu lösen – auch wenn zahlreiche Betroffenenberichte das suggerieren. Bei RLS spielen sicherlich noch Dopamin, Eisenmangel und Genetik eine große Rolle, da die Ursachen der Erkrankung noch nicht vollständig geklärt sind.

Dennoch half GABA vielen Forennutzern offenbar erst einmal spürbar weiter.

In der Wissenschaft heißen Betroffenenberichte »anekdotisch« – was positiv betrachtet heißt, dass sie bisher nicht in professionellen Studien untersucht wurden. Interessant sind solche Beobachtungen trotzdem, ebenso wie der direkte Austausch der Betroffenen in Internetforen. Man muss sich dabei aber immer vor Augen führen, dass dieser direkte Austausch meist nicht wissenschaftlichen Kriterien entspricht.

Burnout

Burnout-Betroffene fühlen sich genau so: ausgebrannt. Sie sind ständig müde, haben keinen Antrieb, alles ist superanstrengend. Viele würden am liebsten den Tag im Bett bleiben – was nicht helfen würde. Der Grund: Ihr GABA-System ist massiv gestört.

Anhaltender Stress und Überlastung fordern schließlich ihren Tribut – das GABA-System leidet darunter, wie Sie bereits gelesen haben. Häufige Auslöser sind Stress im Beruf ebenso wie langfristige private Herausforderungen, die keine Aussicht auf ein baldiges Ende haben: die Pflege von Angehörigen, chronische Krankheiten oder belastende soziale Verhältnisse.

Ein Burnout entwickelt sich schleichend. Als Erstes tritt die emotionale Erschöpfung auf. Betroffene fühlen sich überfordert und emotional leer. Im zweiten Stadium folgt die mentale Distanzierung mit Zynismus – Interesse und Motivation schwinden, man distanziert sich innerlich von Arbeit oder anderen belastenden Verpflichtungen.

Im nächsten Stadium sinkt die Leistungsfähigkeit: Konzentrationsstörungen, Gedächtnisprobleme und geringere Effektivität kennzeichnen diese Phase des Burnouts. Langfristig drohen Depressionen, Angststörungen oder Herz-Kreislauf-Probleme – Burnout ist also alles andere als harmlos.

Ein Mangel an GABA wird mit erhöhter Erregbarkeit des Gehirns, Angstzuständen, Schlafstörungen und chronischem

Stress in Verbindung gebracht – all das sind auch Kernsymptome von Burnout:

- **Erhöhte Stressanfälligkeit:** GABA wirkt normalerweise als Stressbremse. Ein Mangel kann dazu führen, dass Stressreaktionen intensiver und anhaltender sind.
- **Schlafstörungen:** GABA fördert von Natur aus Entspannung und Schlaf – Einschlafprobleme und unruhiger Schlaf können Folge eines GABA-Defizits sein. Beides verschlechtert die Regeneration.
- **Angst und innere Unruhe:** Niedrige GABA-Spiegel stehen in Verbindung mit chronischer Anspannung und Angstgefühlen. Burnout-Symptome können so verstärkt werden.
- **Kognitive Probleme:** Ein Ungleichgewicht zwischen GABA und anderen Neurotransmittern kann Konzentrationsschwierigkeiten, sogenannte Gehirnnebel und Gedächtnisprobleme auslösen oder verschärfen.

Diese Symptome lassen sich leicht durch ein gestörtes Gleichgewicht zwischen dem beruhigenden GABA und dem eher erregenden Glutamat erklären. Eine langfristige Stressbelastung beeinflusst das Gleichgewicht von Neurotransmittern im Gehirn. Chronischer Stress löst eine vermehrte Ausschüttung von Glutamat aus, dem Gegenspieler von GABA. Während Glutamat das Gehirn aktiviert, sorgt GABA für die nötige Hemmung. Die Burnout-Phasen können also eine direkte Folge sein. An deren Ende steht eine verschlechterte Stressbewältigung, die sich wie in einer Spirale immer weiter verschlechtert.

Das GABA-Defizit könnte also ein entscheidender Faktor beim Burnout sein.

Was lässt sich tun? In Betroffenenforen und bei entsprechend ausgebildeten Ärzten wie zum Beispiel Dr. Thomas Bieger gibt es erfolgreiche Ansätze: GABA-Spiegel messen und gezielt erhöhen – beispielsweise durch die Vorstufe Glutamin oder direkte GABA-Gabe –, um dem Burnout entgegenzuwirken.

Ergänzend oder alternativ setzen Nährstofftherapeuten auch auf L-Theanin, Magnesium sowie Ashwagandha und Baldrian:

- L-Theanin, beispielsweise aus grünem Tee oder als Nahrungsergänzung, unterstützt GABA und hat beruhigende Effekte.
- Magnesium – besonders Magnesiumglycinat oder -taurat, was besser resorbiert wird – fördert die GABA-Aktivität und entspannt die Muskulatur.
- Ashwagandha und Baldrian sollen die GABA-Funktion unterstützen und stressreduzierend wirken.

In schweren Fällen können Ärzte Medikamente wie Benzodiazepine oder Gabapentinoide einsetzen. Diese wirken direkt auf das GABA-System, haben jedoch Nebenwirkungen und ein Abhängigkeitspotenzial. Alternativ können auch Antidepressiva mit GABA-modulierender Wirkung eingesetzt werden – Medikamente, die also wieder beim GABA ansetzen.

ADHS

Die Zusammenhänge zwischen ADHS (Aufmerksamkeitsdefizit-Hyperaktivitätsstörung) und GABA (Gamma-Aminobuttersäure) werden derzeit sehr intensiv erforscht. Auch hier lässt sich ein Ungleichgewicht zwischen erregenden Neurotransmittern und GABA beobachten.

Mit der sogenannten Magnetresonanzspektroskopie (das ist ein bildgebendes Diagnoseverfahren) konnten Forscher zeigen, dass Menschen mit ADHS eine niedrigere GABA-Konzentration in bestimmten Gehirnregionen haben. GABA ist besonders wichtig in der **kortikalen Hemmung** – also der Fähigkeit des Gehirns, unpassende Impulse zu unterdrücken.

Ein Beispiel für kortikale Hemmung: Wenn Sie sich auf eine Aufgabe konzentrieren oder sich in lauter Umgebung unterhalten, dann dämpft Ihr Gehirn unwichtige Hintergrundgeräusche, damit Sie nicht abgelenkt werden. Für Menschen mit ADHS beispielsweise sind solche Situationen oft eine Qual, weil ihr Filter nicht so arbeitet wie bei anderen.

Andere Studien zeigen, dass schwächere GABA-Aktivität mit motorischer Unruhe und Impulsivität einhergeht – bis hin zum »Zappelphilipp«. Dieser stereotypische Typus prägt das gängige ADHS-Bild, trifft aber nur auf einen Teil der Betroffenen zu.

ADHS-Typen

Heute unterteilt man ADHS in drei Hauptformen:

- Hyperaktiv-impulsiver Typ (»Zappelphilipp«): ständige Unruhe und Impulsivität
- Unaufmerksamer Typ (»Hans Guckindieluft«): Tagträumerei und Ablenkbarkeit – Jungen sitzen unauffällig in der Schule, denken aber ans Fußballspiel am Nachmittag, Mädchen vielleicht eher an Arielle die Meerjungfrau. Der Gegenstand der Fantasien ist beliebig austauschbar, der Fokus liegt aber nie beim Unterrichtsstoff, den der Lehrer gerade vermitteln möchte.
- Kombinierte Form: Mischung aus Hyperaktivität/Impulsivität und Unaufmerksamkeit – die häufigste Diagnose

Für die Diagnose ist es ein Problem, dass der unaufmerksame Typ oft unerkannt bleibt. Er stört ja sozial nicht. Erwachsene mit ADHS beschreiben oft eine innere Unruhe, zeigen aber keine offene Hyperaktivität mehr. Stattdessen verlagern sie sie in subtile Verhaltensweisen wie Beinhibbeln unter dem Tisch oder ständiges Spielen mit Bleistiften oder Büroklammern. Das ist dann das sozial gebändigte »Dampfablassen«.

Muss sich ein Kind mit ADHS also nur »zusammenreißen«, wie es so oft heißt? Leider ist es nicht so einfach. Es ist kein Problem des Willens oder »Zusammenreißens«, sondern eine Neurotransmitterstörung im Gehirn, an der Betroffene unschuldig sind und die sie auch mit dem Willen nicht beeinflussen können.

Neurobiologie

ADHS betrifft vor allem den präfrontalen Kortex. Er liegt im vorderen Stirnbereich und ist das Kontrollzentrum für Funktionen wie Entscheidungsfindung, Planung, Impulskontrolle und soziales Verhalten.

Menschen mit ADHS können Reize schlechter filtern, ihre Handlungen erfolgen weniger gehemmt und das Aufrechterhalten der Aufmerksamkeit fällt ihnen sehr schwer. Das führt zu den typischen Symptomen: Unaufmerksamkeit, Hyperaktivität und Impulsivität. »Kirmes im Kopf« ist nicht zufällig Titel eines ADHS-Bestsellers, sondern beschreibt das Kernproblem dieser Menschen treffend in drei Worten.

Im Mittelpunkt der Forschung und Behandlung stehen Dopamin und Noradrenalin, die für Aufmerksamkeit, Impulskontrolle und Handlungssteuerung wichtig sind, aber auch das GABA-Glutamat-System.

1. Ein Mangel oder eine Fehlfunktion von **Dopamin** im Gehirn macht den ADHS-Betroffenen Schwierigkeiten bei
   - der Steuerung der Aufmerksamkeit und
   - der Belohnungsverarbeitung, also der Fähigkeit, Belohnungen wie Lob, Erfolg oder angenehme Erfahrungen zu erkennen und einzuordnen – Dopamin spielt dabei die Hauptrolle.
2. **Noradrenalin** im Ungleichgewicht beeinträchtigt Wachheit, Aufmerksamkeit und kognitive Kontrolle. Ergebnis ist die schlechtere Filterung von Reizen und eine erhöhte Ablenkbarkeit. Zudem ist Noradrenalin für Stressregulation und die Möglichkeit, auf Anforderungen von außen angemessen zu reagieren, verantwortlich.

Die Rolle von Glutamat und GABA ist derzeit Gegenstand aktueller Forschungsprojekte und noch nicht vollständig aufgeklärt. Man weiß oder vermutet heute,

- dass die GABA-Funktion im präfrontalen Kortex herabgesetzt ist. Das würde die mangelnde Hemmung von Reizen und Impulsen erklären. Die Betroffenen können störende Reize nicht ausblenden.
- dass ein zu hoher Anteil von Glutamat das Gleichgewicht zwischen dem erregenden Glutamat und dem beruhigenden GABA stört. Auch das kann sich in den typischen Symptomen wie Unaufmerksamkeit, Hyperaktivität und Impulsivität niederschlagen.

Interessant: Das bei ADHS eingesetzte Methylphenidat hemmt primär die Wiederaufnahme von Dopamin und Noradrenalin – und steigert auch die GABA-Wirkung im Striatum (Streifenkörper). Diese tiefe Hirnstruktur steuert zusammen mit anderen Hirnregionen Bewegungen, Motivation und Belohnung: Sie hilft dabei, unwillkürliche Bewegungen zu unterdrücken, flüssige, gezielte Bewegungen zu ermöglichen und Gewohnheiten zu formen. Außerdem spielt sie eine Rolle bei der Verknüpfung von Handlungen mit positiven oder negativen Konsequenzen.

Wenn wir Fahrradfahren oder Klavierspielen lernen, dann findet das im Striatum statt. In der Fachsprache heißt das prozedurales Lernen automatisierter Abläufe. Das Striatum hemmt außerdem unangemessenes Verhalten, steuert Impulskontrolle, Aufmerksamkeit und Entscheidungsfindung.

ADHS-Betroffene haben ein weiteres, nicht-medizinisches Problem: Kompetente Therapeuten sind schwer zu finden. Die wenigen Anlaufstellen haben oft lange Wartezeiten, nicht selten über ein Jahr. Kein Wunder, dass sich viele in Internet-Selbsthilfegruppen organisieren. Dort kursiert auch der Tipp, Methylphenidat zusammen mit GABA einzunehmen, um besser durch den Tag zu kommen.

Manche beschreiben auch, dass sie von einer Kombination aus GABA (in höherer Dosierung) und der Aminosäure Taurin sehr profitieren. Taurin erhöht die Empfindlichkeit von GABA-A-Rezeptoren und verstärkt so die GABA-Aktivität. Eine stärkere Dämpfung des Nervensystems ist die Folge. Zudem gibt es Hinweise darauf, dass Taurin die GABA-Freisetzung erhöht.

So könnte Taurin bei ADHS über die Verstärkung der GABA-Wirkung einen positiven Einfluss haben – endgültig bewiesen ist das bislang aber nicht.

Medikamentöse Therapie

Abschließend noch eine Übersicht über Medikamente bei ADHS und ihren Einfluss auf das GABA-System.

A. Stimulanzien (Methylphenidat, Amphetamine)

- Erhöhen Dopamin und Noradrenalin, beeinflussen indirekt das GABA-Glutamat-System.
- Effekte: Steigerung der GABA-Aktivität, Reduktion übermäßiger Glutamatfreisetzung.

B. Nicht-Stimulanzien

- **Atomoxetin:** Moduliert indirekt das GABA-Glutamat-System.

- **Guanfacin:** Erhöht die GABA-Aktivität im präfrontalen Kortex.

C. Spezifische GABA-Glutamat-Modulatoren
- **Gabapentin und Pregabalin:** Verstärken die GABA-Wirkung, könnten ADHS-Symptome verbessern.
- **Memantin:** Reduziert übermäßige Glutamataktivität.

Natürliche Ansätze

A. Ernährung und Mikronährstoffe
- **Magnesium** soll helfen, übermäßige Erregung abzuschwächen und so das GABA-System auszugleichen.
- **Vitamin B6** wird für die **Synthese von Neurotransmittern** wie Dopamin, Serotonin und Noradrenalin gebraucht, die alle beim ADHS eine wichtige Rolle spielen. Ein B6-Mangel kann diese Neurotransmitter durcheinanderwürfeln. Reizbarkeit, Konzentrationsprobleme und Stimmungsschwankungen können die Folge sein. Einige Studien zeigen, dass eine Kombination aus Magnesium und Vitamin B6 ADHS-Symptome verbessern kann.
- Kinder mit ADHS haben häufig niedrigere Omega-3-Spiegel. Einige Studien deuten darauf hin, dass eine Supplementierung mit **Omega-3-Fettsäuren** bei ADHS Aufmerksamkeit, Impulskontrolle und emotionale Regulation verbessern könnte. Die wichtigsten Bestandteile der Omega-3-Fettsäuren sind Eicosapentaensäure (EPA) und Docosahexaensäure (DHA).
  DHA ist ein Hauptbestandteil der Zellmembranen von

Neuronen; EPA ist wichtig für die Regulation von Neurotransmittern und gegen Entzündungen im Gehirn. Letzteres würde mit der Ansicht zusammenpassen, dass beim ADHS eine geringe Entzündung im Gehirn vorliegen könnte. Zudem moduliert DHA GABA-Rezeptoren, sodass diese Signale besser übertragen können.
Omega-3-Fettsäuren sind kein Ersatz für Medikamente, können die Behandlung aber unterstützen.
- **L-Theanin** aus grünem Tee erhöht die GABA-Wirkung.

B. Bewegung und Meditation
- **Sport** erhöht den GABA-Spiegel und reduziert überschüssiges Glutamat. Mehr dazu im Kapitel »GABA im Sport«.
- **Meditation** stärkt die Selbstregulation durch präfrontale GABA-Aktivierung.

C. Kognitive Verhaltenstherapie (CBT)
- Kann helfen, impulsives Verhalten bewusst zu kontrollieren und neuronale Netzwerke umzustrukturieren.

Zahlreiche Studien zeigen inzwischen Zusammenhänge zwischen GABA-Dysbalance, Aufmerksamkeits- und Impulssteuerung sowie möglichen Therapieansätzen bei ADHS. Mehr dazu in der Literaturliste, die Sie mit QR-Code auf Seite finden.

Zwangsstörungen

Bei Zwangsstörungen (OCD, englisch Obsessive-Compulsive Disorder) quälen ständig wiederkehrende, aufdringliche und unerwünschte Gedanken die Betroffenen und lösen so Unruhe und Angst aus. Rational wissen die Erkrankten, dass diese Gedanken übertrieben sind – doch sie können diese weder kontrollieren noch abstellen.

Typische Beispiele sind die permanente Sorge, sich mit Keimen zu infizieren, oder die Angst, einen Fehler gemacht zu haben, der schlimme Folgen haben könnte.

Auch bei den OCD finden sich Fehlfunktionen in bestimmten Neurotransmittersystemen, darunter Serotonin, Dopamin und das Glutamatsystem – womit GABA als Gegenspieler des Glutamats wieder ins Spiel kommt.

Der aktuelle Wissensstand zeigt, dass eine gestörte Hemmung in bestimmten Hirnregionen OCD auslöst – insbesondere in einem Schaltkreis mit dem wenig einprägsamen Namen kortiko-striato-thalamo-kortikale Schleife (CSTC-Schleife). Deshalb bleiben wir im Folgenden bei der Abkürzung CSTC.

Die CSTC-Schleife ist ein wichtiges Netzwerk im Gehirn. Es hilft dabei, Gedanken, Bewegungen und Impulse wie eine Art Kontrollzentrum zu steuern und dabei unwichtige oder störende Gedanken auszufiltern. Bei OCD ist diese Filterung gestört. Das Gehirn bleibt wie manch abgestürzter Computer in einer Schleife hängen und wiederholt ständig bestimmte Gedanken oder Handlungen.

In Hirnregionen von OCD-Patienten wurden herabgesetzte GABA-Konzentrationen gefunden, besonders im präfrontalen Kortex direkt hinter der Stirn, der an der CSTC-Schleife beteiligt ist. Tierversuche zeigen, dass eine reduzierte GABA-Aktivität zwanghaftes Verhalten auslösen kann.

Die Standardbehandlung erfolgt heute mit selektiven **Serotonin-Wiederaufnahmehemmern** (SSRI). Diese erhöhen den Serotoninspiegel im Gehirn und regeln so die überaktive CSTC-Schleife herunter. SSRI können das GABA-System indirekt beeinflussen, indem sie in manchen Hirnregionen GABA freisetzen. Ähnliches gilt für das ebenfalls eingesetzte trizyklische Antidepressivum Clomipramin.

Wenn die Standardtherapie nicht ausreichend wirkt, setzt man auch **atypische Antipsychotika** wie beispielsweise Risperidon, Aripiprazol oder Quetiapin ein. Diese senken die übermäßige Dopaminaktivität im Striatum (einem Teil der CSTC-Schleife) und lindern so Zwangssymptome. Diese Medikamente können indirekt die Glutamataktivität herabsetzen, was dazu führt, dass die Hemmung durch GABA effektiver wird.

Ebenfalls zum Einsatz kommen **glutamatmodulierende Medikamente** wie Memantin. Diese reduzieren die erregende Glutamataktivität und erhöhen so die entspannende GABA-Wirkung. Auch N-Acetylcystein (NAC) hat in Studien eine positive Wirkung auf OCD gezeigt, weil es das Gleichgewicht zwischen Glutamat und GABA verbessern kann.

Experimentell setzt man auch Medikamente mit direkter Wirkung auf GABA ein, wie

- Benzodiazepine, die die GABA-Aktivität verstärken, aber nicht nachhaltig wirken, ein hohes Abhängigkeitsrisiko haben und für OCD nicht empfohlen sind.

- GABA-Wiederaufnahmehemmer wie Tiagabin, die die GABA-Wirkung im Gehirn zwar erhöhen, für die es bislang aber keine überzeugenden Studien zum Einsatz gibt.
- Auch Neurosteroide verstärken die GABA-Wirkung, sind aber ebenfalls noch in der Forschung.

Zur Einnahme von GABA als Nahrungsergänzungsmittel gibt es keine Studien. Betroffenenberichte in Online-Foren sind widersprüchlich. Manche berichten von positiven Wirkungen, andere schreiben von keiner spürbaren Veränderung.

Emotionales Essen, Stressessen und Binge-Eating

Emotionales Essen – oder **Stressessen** – heißt es, wenn man als Reaktion auf Emotionen wie Stress, Angst, Trauer oder Langeweile anfängt zu essen – unabhängig davon, ob man tatsächlich Hunger hat.

Eine **Binge-Eating-Störung** (BES) ist eine ernste Essstörung. »Binge« bedeutet in dem Zusammenhang »exzessiv« oder »unkontrolliert«, und so sieht dann die Nahrungsaufnahme auch aus. Betroffene verlieren oft komplett die Kontrolle und stopfen wahllos in kurzer Zeit alles Mögliche in sich hinein, meist ohne zu genießen. Nach dem Essanfall bekommen sie dann oft Schuldgefühle – im Gegensatz zur Bulimie erfolgt aber kein Ausgleich durch selbst herbeigeführtes Erbrechen oder exzessiven Sport.

An beiden Essstörungen sind auch hier wieder Neurotransmittersysteme beteiligt. Bei Stress und Angst kann ein niedriger GABA-Spiegel dazu führen, dass Menschen Essen als scheinbare Selbstbehandlung nutzen, um sich zu entspannen. Auch Alkohol oder Benzodiazepine setzen am GABA-Rezeptor an, haben eine GABA-ähnliche Wirkung – und lösen Heißhungerattacken aus.

Mittlerweile weiß man, dass eine verminderte GABA-Aktivität im präfrontalen Kortex – dem Teil des Gehirns direkt hinter der Stirn – impulsives Essverhalten auslösen kann. Ein

Ungleichgewicht zwischen GABA und seinem Gegenspieler Glutamat kann die Essattacken verstärken. Ein Überschuss an Glutamat in bestimmten Hirnregionen wie dem Striatum, das für Gewohnheiten, Bewegungen, Belohnungen und Impulskontrolle bei der Nahrungsaufnahme zuständig ist, trägt hierzu bei.

Aktuell werden NMDA-Rezeptoren untersucht, um Medikamente zu entwickeln, die sich als Therapie für Binge-Eating – und dann vermutlich auch als Appetitzügler – eignen. NMDA-Rezeptoren sind Schaltstellen im Gehirn. Sie helfen, Erinnerungen zu speichern, Lernen zu ermöglichen und Impulse zu steuern, und werden von Glutamat angeregt – sind sie überaktiv, kann das Stress, Sucht oder unkontrolliertes Essen auslösen.

Aber auch das Dopaminsystem kann bei solchen Essstörungen eine Rolle spielen. Emotionales Essen aktiviert das dopaminabhängige Belohnungssystem, und chronischer Stress kann dessen Empfindlichkeit so weit senken, dass größere Nahrungsmengen nötig sind, um das frühere Belohnungsgefühl zu erreichen. Gleichzeitig erhöht chronischer Stress den Cortisolspiegel, was unglücklicherweise die Lust auf Zucker und Fett in die Höhe treibt.

Hinzu kommt: Niedrige Serotoninspiegel fördern Impulsivität und Heißhunger auf Kohlenhydrate. Deshalb setzt man gelegentlich SSRI wie Fluoxetin bei Binge-Eating-Störungen ein.

Untersuchungen zum Binge-Eating zeigen, dass das Medikament Baclofen, das die GABA-Wirkung imitiert, das Verlangen nach maßlosem Essen reduziert und die Impulskontrolle verbessert. Auch zu GABA selbst gibt es Studien und Betroffenenberichte, die einen Einsatz bei Essstörungen nahelegen.

Doch warum wirkt das? GABA beruhigt das Nervensystem und senkt Stresshormone wie Cortisol. Weniger innerer Druck bedeutet oft weniger impulsives Essen aus Anspannung. Gleichzeitig zählt GABA zu den sogenannten orexigenen Substanzen – das sind Botenstoffe, die den Appetit fördern. Es wirkt damit auf beide Seiten des Problems: auf den Stress, der emotionales Essen auslöst, und auf das Essverlangen selbst.

Weitere Studien zeigen, dass GABA die Impulsivität reduziert, sodass Betroffene ihre Essattacken besser kontrollieren können. Indirekt hilft auch die schlafunterstützende Wirkung von GABA: Ausgeschlafene Menschen neigen weniger zu Heißhungerattacken.

GABA-haltige Nahrungsergänzungen wurden bei Essstörungen bisher nicht systematisch untersucht – und das wird sich vermutlich auch nicht ändern, da GABA als natürliche Substanz nicht patentierbar ist. Große klinische Studien zur Wirksamkeit von GABA-Supplementen gegen Essstörungen fehlen. Dennoch berichten viele Nutzer in entsprechenden Foren von reduziertem Heißhunger und einem »ruhigeren« Essverhalten.

Suchtausstieg

GABA oder Medikamente, die darauf aufbauen, spielen oft eine Rolle beim Ausstieg aus Suchtverhalten – kein Zufall, denn viele Abhängigkeiten beruhen ebenfalls auf einem Ungleichgewicht im GABA-Glutamat-System. Schauen wir uns dazu einige Beispiele an.

Alkohol

Suchttherapeuten nennen Alkohol die schmutzigste Droge, die es gibt. Der Grund: Alkohol manipuliert fast alle wichtigen Nervenbotenstoffsysteme, die wir haben: Dopamin, Serotonin, Adrenalin, Noradrenalin und eben auch GABA und Glutamat.

Alkohol imitiert einerseits GABA und dockt an den entsprechenden Rezeptoren im Nervengeflecht an. Dadurch entsteht ein Gefühl von Entspannung. Zugleich stellt Alkohol dem Glutamatsystem ein Bein – er schaltet die Glutamat-Rezeptoren einfach aus. So kann im Nervensystem noch so viel Glutamat vorhanden sein: Wenn es nicht andocken kann, entfaltet es auch keine Wirkung.

Jetzt haben wir einen unguten Doppeleffekt: Alkohol tarnt sich als GABA und wirkt entspannend. Gleichzeitig schaltet er das Glutamatsystem ab – damit fällt die natürliche Gegenspannung und Wachsamkeit weg. Diese künstliche Tiefenentspannung hält allerdings nur so lange an, wie Alkohol durch die Adern fließt.

Die Natur bemerkt den Schummel aber und versucht gegenzusteuern, um das System wieder zu reparieren. Das heißt: Der Körper legt die Bindungsstellen für das beruhigende GABA still und erhöht gleichzeitig die Anzahl der Sensoren für das anregende Glutamat. Unter dauerhafter Alkoholeinwirkung sprießen Glutamat-Rezeptoren wie eine Blumenwiese im Frühling.

Gut ist das nicht – im Gegenteil. Es entsteht ein echter Teufelskreis: Zu wenige GABA-Rezeptoren verhindern die Entspannung, während gleichzeitig zu viele Glutamat-Rezeptoren aktiv sind. Der Körper gerät dadurch immer mehr in einen Zustand permanenter Anspannung und kann nicht mehr herunterfahren. Die scheinbar schnelle Lösung: Alkohol, der GABA imitiert und das Glutamat in Schach hält.

Fällt der Alkohol plötzlich weg, wird es übel. Ein Kfz-Mechaniker würde über ein solches Nervenkostüm sagen: »Das Gaspedal ist voll durchgetreten, aber die Bremse klemmt.«

Jetzt wird klar, warum regelmäßige Trinker irgendwann nur noch mit Alkohol entspannen können. Fehlt der Stoff, werden sie fahrig, unruhig und rastlos. Manchen zittern die Hände, andere haben Schlafstörungen und Schweißausbrüche. Das sind die sichtbaren Zeichen eines gestörten GABA-Glutamat-Systems – und genau das, was man körperliche Abhängigkeit nennt.

Wer tiefer in dieses Thema einsteigen möchte: Im Buch »Alkohol adé« geht es ausschließlich um die Ursachen der Alkoholabhängigkeit und den Ausstieg daraus. Auch Nährstoffe wie GABA spielen dort eine zentrale Rolle.

Medizin und pharmazeutische Industrie wissen das natürlich längst. Aus GABA entwickelte Medikamente wie Gabapentin, Pregabalin oder Baclofen werden im Alkoholentzug eingesetzt, um das Craving – also den Drang, zu trinken – zu unterdrücken.

Beruhigungsmittel wie Benzodiazepine, die ebenfalls am GABA-Rezeptor ansetzen, helfen im akuten Entzug. Sie sind aber ein zweischneidiges Schwert, da sie schnell abhängig machen können. So erlebt mancher Ex-Trinker nach einem erfolgreichen Alkoholentzug, dass er nur den Stoff getauscht hat, der an seinem GABA-Glutamat-System herumschraubt – und sich damit eine neue Abhängigkeit eingefangen hat.

Wie hilfreich GABA beim Ausstieg aus der Alkoholabhängigkeit ist, zeigt die Geschichte von Baclofen. Das Medikament wurde bereits in den 1960er-Jahren entwickelt. Es handelt sich um ein leicht verändertes GABA-Molekül, das an denselben Andockstellen wie GABA selbst ansetzt.

Einer, der Baclofen auf ganz persönliche Weise entdeckte, war der französische Kardiologe Olivier Ameisen. Schwer alkoholabhängig suchte er verzweifelt nach einem Ausweg. In seinem Buch »Das Ende meiner Sucht« beschreibt er seinen langen Weg aus der Alkoholabhängigkeit: zahllose Klinikaufenthalte, körperliche Entzüge, Alkoholdelirien – nichts half. Immer wieder griff er zur Flasche.

Dann stolperte Ameisen im Jahr 2000 über Studien mit Kokainsüchtigen, die das Medikament Baclofen erhalten hatten. In speziellen Hirnaufnahmen zeigte sich, dass das Medikament das sogenannte Craving unterdrückte, also den Hunger nach der Droge. Ameisen suchte weiter und fand in Italien einen Suchtforscher, der Baclofen an Alkoholabhängigen testete. Was er hörte, ermunterte ihn zu einem Selbstversuch. Er nahm Baclofen hoch dosiert ein und befreite sich damit vom Alkohol.

Als Arzt schrieb er seine eigene Krankengeschichte nieder – in der Hoffnung, seine Erkenntnisse in wissenschaftlichen Magazinen zu publizieren und damit vielen anderen Menschen zu helfen. Doch es folgten Jahre voller Enttäuschung: Ameisen stieß auf eine Mauer. Erst nach langer Zeit gelang es ihm und einer kleinen Gruppe Mitstreiter, die französischen Behörden davon zu überzeugen, Baclofen zur Behandlung der Alkoholabhängigkeit zu erlauben. Mittlerweile ist das Medikament in Frankreich offiziell zur Behandlung von Alkoholkranken zugelassen.

Hätte sich Ameisen durch seine Recherchen nicht selbst geheilt, hätte er sich totgesoffen. Das sage nicht ich – das schrieb er selbst.

Auch wenn es naheliegt, die beruhigende Wirkung beim Ausstieg aus dem Alkohol mit der natürlichen Substanz GABA in Verbindung zu bringen: Die meisten Studien zu GABA als Nahrungsergänzungsmittel konzentrieren sich auf allgemeine Effekte wie Stressreduktion, Angstreduktion und Schlafverbesserung. Es gibt bislang nur wenige spezifische Studien zur direkten und eventuell auch alleinigen Anwendung bei Alkoholentzug oder Suchtbehandlung.

Dennoch finden sich im Internet etliche Erfahrungsberichte von Betroffenen, die während ihres Ausstiegs aus der Alkoholsucht vorübergehend GABA einnahmen und nach eigener Aussage dadurch Entzugssymptome unterdrücken konnten – teils in hoher Dosierung von bis zu sieben oder acht Gramm pro Tag. Soweit nachvollziehbar hörten alle diese

Anwender mit der Einnahme nach einigen Wochen von selbst wieder auf, weil sie GABA nach eigener Aussage nicht mehr brauchten.

Medizinisch betrachtet kann man spekulieren, dass es sich dabei um die Phase handeln könnte, in der der Körper das Gleichgewicht der Rezeptoren wiederhergestellt hat. Das würde Sinn ergeben – Studien dazu habe ich jedoch keine gefunden, nur die Berichte von Betroffenen.

Benzodiazepine

Jeder dritte Patient, dem ein Arzt ein Beruhigungsmittel verschreibt, erhält es länger als medizinisch erlaubt – darauf weist die Deutsche Hauptstelle für Suchtgefahren in ihrem Informationsflyer zu Benzodiazepinen hin. Rund 1,5 Millionen Menschen seien von diesen Medikamenten abhängig, zwei Drittel davon Frauen über 40 Jahren.

Menschen, die zum Beispiel zu viel Alkohol trinken, werden häufig auch leicht abhängig von Beruhigungsmitteln – denn beide Substanzen docken an denselben Rezeptoren im Gehirn an. Wer regelmäßig und viel trinkt, wird tolerant gegenüber Alkohol – und diese Toleranz überträgt sich zugleich auf Beruhigungsmittel. Dadurch brauchen Betroffene ihre Suchtmittel früher und in höheren Dosierungen, um den gewünschten Effekt zu spüren.

Beruhigungsmittel randalieren im GABA-System des Gehirns. Nimmt man sie zu lange, beginnt der Körper, die Schalter für GABA zu deaktivieren. Gleichzeitig produziert er weniger GABA – schließlich scheint ja ausreichend beruhigender

Stoff da zu sein. Wird das Beruhigungsmittel aber nun plötzlich abgesetzt, läuft das System Amok. Die Symptome sind vergleichbar mit denen eines Alkoholentzugs: Übelkeit, Kopfschmerzen, Panik, Unruhe oder Schlaflosigkeit machen den Ausstieg unglaublich schwer. Diazepam und Co dürfen daher auf keinen Fall abrupt abgesetzt werden – Krampfanfälle können die Folge sein.

Als Königsweg gilt das Ausschleichen – also das schrittweise und sehr langsame Reduzieren der Dosis. Das klingt in der Theorie sehr einfach, ist aber für die Betroffenen praktisch oft kaum machbar.

Auch zum Einsatz von GABA beim Entzug von Beruhigungsmitteln gibt es bislang kaum Studien – obwohl es eigentlich logisch wäre, die GABA-Rezeptoren wieder an den ursprünglichen Nervenbotenstoff zu gewöhnen.

In der Fachliteratur finden sich jedoch einzelne Fallbeobachtungen, beispielsweise die eines Mannes, der mithilfe einer von Nährstoffärzten verordneten Kombination aus Niacin, hoch dosiertem Vitamin C, Magnesium und GABA deutlich schneller als üblich entziehen konnte.

Für Selbstversuche ohne therapeutische Begleitung ist das jedoch nicht zu empfehlen – auch wenn sich in Betroffenenforen Berichte von Menschen finden, die GABA als Ernährungsergänzung während des Benzodiazepinentzugs verwendet haben. Viele erwähnen, dass Symptome wie Angst, Unruhe und Schlafstörungen dadurch gelindert wurden. Die verwendeten Dosierungen waren sehr unterschiedlich; häufig wurden Mengen zwischen 500 und 1000 Milligramm genannt.

Manche Nutzer kombinieren GABA mit anderen Nahrungsergänzungsmitteln wie L-Theanin, Magnesium oder

Taurin und berichten von einer Verbesserung ihres allgemeinen Wohlbefindens während des Entzugsprozesses. Nicht alle Erfahrungsberichte sind aber positiv. Einige User beschrieben auch, dass sie keine Wirkung verspürt hätten.

Persönliche Einschätzung: Ein Entzug von Benzodiazepinen sollte niemals ohne professionelle Begleitung erfolgen. In Absprache mit dem Therapeuten könnte die ergänzende Einnahme von GABA aber einen Versuch wert sein.

Schmerzmittel

Aspirin, Ibuprofen und ähnliche Schmerzmittel sind zwar bei Weitem nicht harmlos, machen aber in der Regel nicht abhängig. Ganz im Gegensatz zu Opiaten und Opioiden. Opiate wie Codein und Morphin – auch als Morphium bekannt – werden aus dem Schlafmohn gewonnen. Opioide dagegen sind synthetisch hergestellt, wirken aber auf dieselbe Weise wie die natürlichen Opiate.

Alle diese Substanzen docken im Gehirn an den Endorphin-Rezeptoren an. Werden diese Rezeptoren mit Opioiden überflutet, verschwinden Schmerzen sogar komplett. Der Nebeneffekt: Die Patienten merken, wie die Laune steigt, und fühlen sich damit sehr wohl – oft der Weg in die Sucht.

Einige künstlich hergestellte Opioide sind sogar noch viel potenter als die natürlichen Wirkstoffe aus dem Schlafmohn. Fentanyl etwa, das derzeit den illegalen Drogenmarkt überschwemmt, ist eines der stärksten Schmerzmittel überhaupt. Im OP-Saal oder bei schweren Unfällen kann es lebensrettend sein, doch es ist 50-mal stärker als Heroin und 100-mal stärker als Morphium. In den USA stirbt mittlerweile etwa alle sieben Minuten ein Mensch an dieser Droge.

Das Fentanyl-Drama begann in den USA mit dem Opiat Oxycontin. Mitte der 1990er-Jahre brachte ein Unternehmen das Präparat als scheinbar harmloses Schmerzmittel auf den Markt und betonte, es würde keinesfalls abhängig machen. Was allerdings kompletter Unfug war. Viele stiegen zunächst auf Heroin um, dann begann der illegale Handel mit Fentanyl.

Wer meint, so etwas könne bei uns nicht passieren, der irrt. Kritiker sagen, Europa sei den Vereinigten Staaten nur einige Jahre hinterher. Denn mit dem Wirkstoff Tramal ist ein relativ schwach wirksames Opioid auf dem Markt, das bereits bei mittelstarken Schmerzen verschrieben wird – ganz regulär auf Kassenrezept. Auch Tramal sollte nicht abhängig machen. Doch ein Blick in Betroffenenforen zeigt, wie schnell manche Menschen von diesem Schmerzmittel nicht mehr loskommen.

Der Entzug von Beruhigungs- und Schmerzmitteln ist schwierig und teilweise fast unerträglich. Von den Qualen eines Heroinentzugs hat man meist eine grobe Vorstellung, und Heroin gehört schließlich auch zu den Opiaten. Ärzte versuchen zwar, Betroffenen mit anderen Medikamenten über das Schlimmste hinwegzuhelfen, doch bei einer schweren Abhängigkeit von Beruhigungsmitteln kann es bis zu einem Jahr dauern, bis der Entzug vollständig überstanden ist.

Mit GABA haben Opioide und ähnliche Substanzen nur indirekt zu tun. Sie docken nicht an GABA-Rezeptoren an – es handelt sich um zwei unterschiedliche Botenstoffsysteme. Dennoch bestehen funktionelle Zusammenhänge: Opioide können die Ausschüttung von GABA beeinflussen und damit indirekt steuern, wie stark bestimmte Nervennetzwerke gehemmt oder aktiviert werden.

In Betroffenenforen wird GABA oft als hilfreich bei der Linderung von Entzugssymptomen beschrieben, insbesondere bei Angst und Schlafproblemen. Diese Berichte sind zwar anekdotisch und nicht wissenschaftlich erhoben, aber sie könnten auf einen potenziellen Nutzen hinweisen. Das ist jetzt selbstverständlich keine Empfehlung, einen Opioidentzug allein zu Hause durchzuziehen – ein solcher Entzug gehört definitiv professionell betreut.

Kokain, Methamphetamin und Co: GABA und Stimulanzienentzug

Wer Stimulanzien wie Kokain oder Amphetamine einnimmt, fühlt sich stark, wach und euphorisch – manchmal sogar unbesiegbar. Man fühlt sich zwar übermüdet, aber trotzdem klar und voller Energie. Der Hunger nimmt deutlich ab, Selbstbewusstsein und Gesprächigkeit nehmen dagegen zu. Herzschlag, Blutdruck und Körpertemperatur steigen an – und vor allem bei Methamphetamin auch die sexuelle Erregbarkeit.

Das alles hat natürlich eine Ursache in unserer Biochemie, in die die jeweilige Substanz eingreift. Stimulanzien erhöhen vor allem die Konzentration des Neurotransmitters Dopamin stark – das ist ihre zentrale Wirkungsweise. Meist senken diese Substanzen auch die GABA-Aktivität. Als Konsequenz rückt das erregende Glutamatsystem in den Vordergrund. Anders ausgedrückt: Das Bremspedal – GABA – klemmt, während Koks und Co das Gaspedal durchtreten.

So weit, so spannend. Der Katzenjammer kommt aber, wenn Abhängige aufhören, ihre Stimulanzien zu nehmen. Man spricht dann vom »Crash« – und genau so fühlt er sich auch an: Schlechte Stimmung, innere Unruhe, Antriebslosigkeit und Reizbarkeit treten auf, Schlafprobleme und überreizte Nerven machen die Erholungsphase zusätzlich schwer.

Kein Wunder, dass in diesem Zustand dann der überwältigende Wunsch aufkommt, doch bitte wieder das Suchtmittel zu schlucken oder zu schnupfen. Anders ausgedrückt: Die Betroffenen haben ein sehr starkes Craving, einen Suchtdruck.

In solchen Situationen kann GABA als ausgleichendes Gegengewicht wirken, weil es überaktive neuronale Netzwerke beruhigt. Zudem wird ein gestörtes GABA-Glutamat-Verhältnis mit Craving und einem erhöhten Rückfallrisiko in Verbindung gebracht. Eingesetzt werden deshalb aus GABA abgeleitete Medikamente wie Gabapentin, Pregabalin oder Baclofen. Auch Topiramat, ein Monosaccharid, findet Anwendung, weil es die GABA-Wirkung verstärkt und die Glutamatwirkung senkt. Auf dem Weg soll es auch den Dopaminüberschuss senken.

GABA selbst spielt keine offizielle Rolle in der Therapie. Es gibt keine kontrollierten Studien, die eine Wirkung bei Kokain- oder Methentzug belegen würden. Nichtsdestotrotz findet man in Betroffenenforen Selbstberichte über beruhigende Effekte.

Suchtforschern stehen dabei bisweilen die Haare zu Berge: In der Cannabispflanze steckt gleich ein ganzes Potpourri von Wirksubstanzen, die unter dem Sammelbegriff »Cannabinoide« zusammengefasst werden.

Für die berauschende Wirkung ist das Tetrahydrocannabiol (THC) verantwortlich. Als Forscher in den 1980ern den Rezeptor entdeckten, an den THC passt, tauften sie ihn »Cannabinoid-Rezeptor«. Ein mutiger Schritt, denn normalerweise heißen Rezeptoren nach Substanzen, die natürlicherweise im Körper vorkommen und am Rezeptor andocken. Dazu gehört THC genauso wenig wie Alkohol. Es gibt weder einen Kiffer- noch einen Säufer-Rezeptor, aber man hatte auch die körpereigene Substanz noch gar nicht gefunden, die dort andockt.

1992 wurde der Stoff schließlich entdeckt – und mit der schrägen Namensgebung ging es weiter. Die Forschung stieß auf Anandamid, einen körpereigenen Botenstoff. Der Name leitet sich vom Sanskritwort »Ananda« ab, was »Glückseligkeit« bedeutet. Eigentlich hätte man es dabei belassen und wieder der wissenschaftlichen Systematik folgen können – aber aus Anandamid wurde stattdessen das sogenannte Endocannabinoid.

Fragt man heute KI-Systeme oder medizinische Datenbanken nach Anandamid, so lautet die Antwort meist, Anandamid binde an Cannabinoid-Rezeptoren und sei ein Endocannabinoid. Wissenschaftlich korrekt wäre jedoch die umgekehrte Formulierung: THC und Co binden an den Anandamid-Rezeptor. Aus dem körpereigenen Fettsäurederivat Anandamid wurde so im Sprachgebrauch das »endogene Cannabinoid« –

als würde der Körper selbst THC bilden, was er weder kann noch braucht.

Damit schien es für die Forscher dann auch genug zu sein, denn wahnsinnig viel mehr hat man seitdem über Anandamid nicht herausgefunden. Sicher ist aber, dass es bei der Schmerz- und Stressbewältigung eine Rolle spielt, entspannt, beruhigt und Glücksgefühle auslösen kann. Man weiß zudem, dass dieses körpereigene Glücksmolekül nur bei Bedarf in Zellmembranen gebildet wird und dass es mit dem GABA-Glutamat-System zusammenarbeitet.

Anandamid und GABA wirken über unterschiedliche Systeme, greifen aber ineinander, insbesondere bei der Dämpfung überaktiver Nervensysteme. Dabei kann Anandamid die GABA-Freisetzung hemmen oder fördern, je nach Hirnregion und Situation. Anandamid ist dabei kein klassischer Bremser, sondern eher ein Feinregler. Es beruhigt, löst Angst und entkrampft. Zudem erhöht es die Dopaminkonzentration im Gehirn – wie genau dieser Effekt entsteht, ist jedoch bislang nicht geklärt.

Anandamid wirkt also wie die Endorphine – und dämpft nicht nur den Schmerz, sondern entspannt zudem noch. Liest sich gut, ist auch in vielen Anwendungsfällen gut – bereitet aber auch den Weg zur Sucht.

Der Körper reagiert auf eine THC-Dauerdusche nicht anders als bei anderen Suchtmitteln auch: Er schließt die Andockstellen dafür, in diesem Fall also die Cannabinoid-Rezeptoren. Wie immer muss der Abhängige deshalb die Dosis steigern, um einen Effekt zu spüren, und wie immer gibt es ein Problem, wenn das Suchtmittel wegfällt. Trotzdem scheint das Suchtpotenzial von Cannabis im Vergleich zu Nikotin oder Kokain niedrig zu sein – aber es ist vorhanden. Wenn also regelmäßige Cannabisnutzer im Brustton der Überzeugung erzählen, dass der regelmäßige Joint nicht abhängig machen würde – dann hat das den gleichen Wert wie die Prahlerei eines Alkoholikers, dass er jederzeit aufhören könne. Beide können es nicht.

Hinzu kommt, dass das heutige Cannabis wesentlich mehr THC enthält als früher – und dass synthetisch hergestelltes THC viel schneller abhängig macht. Wahrscheinlich ist Cannabis nur dann harmlos, wenn der THC-Gehalt nicht so hoch ist. Was passiert, wenn dieser von Dealern künstlich hochgeschraubt wird, ist noch völlig offen.

Wer vom Kiffen die Nase endgültig voll hat und einen qualifizierten Entzug beginnt, begegnet dort oft erneut den Benzodiazepinen – Substanzen, die bekanntlich am GABA-Rezeptor andocken – sowie den Gabapentinoiden. Benzodiazepine sollen vor allem gegen Ängste wirken, die durch THC lange unterdrückt wurden und nun, nach dem Absetzen, oft umso stärker zurückkehren. Die vom GABA abgeleiteten Substanzen wie Gabapentin oder Pregabalin werden eingesetzt, um Schlafprobleme zu bessern. Gleichzeitig sollen diese GABA-ähnlichen Stoffe das durcheinandergeratene GABA-Glutamat-System wieder ins Lot bringen, indem sie die GABA-Wirkung verstärken und so beruhigen.

Fragt man medizinische Datenbanken oder KI-Systeme nach dem ursprünglichen GABA, erhält man meist die lapidare Antwort, dass GABA nicht die Blut-Hirn-Schranke überwinden könne. Diese Annahme beruht bekanntlich auf einer Arbeit aus den 1950er-Jahren – ein Thema, das im Kapitel »Der Mythos der Blut-Hirn-Schranke« bereits behandelt wurde, vor allem im Hinblick auf neuere Forschungsergebnisse. In Betroffenenforen findet man zudem immer wieder anekdotische Berichte, dass GABA im Cannabisentzug beruhigend gewirkt habe.

GABA und die Sucht

GABA ist der wichtigste hemmende Neurotransmitter im Gehirn. Er wirkt beruhigend auf das Nervensystem und spielt eine Schlüsselrolle bei der Regulierung von Stress, Angst und Impulskontrolle – alles Faktoren, die spätestens beim Suchtausstieg wichtig sind. GABA spielt eine zentrale Rolle beim Suchtausstieg, weil es Entzugssymptome lindert, Craving reduziert und das Nervensystem stabilisiert.

Viele Suchtmittel beeinflussen direkt oder indirekt das GABA-System, was zur Abhängigkeit beiträgt:

- Alkohol und Benzodiazepine verstärken die GABA-A-Aktivität und wirken dadurch sedierend.
- Opioide (zum Beispiel Heroin, Oxycodon) hemmen Neuronen, die auf GABA reagieren, und setzen dadurch vermehrt Dopamin frei, was die Stimmung zumindest anfangs deutlich verbessert.
- Stimulanzien wie Kokain und Amphetamine senken die GABA-Aktivität. Auf diese Weise erhöhen sie Erregung und Euphorie.

Nimmt man ein Suchtmittel länger ein, so passt sich das Gehirn an: Es macht GABA-Rezeptoren weniger empfindlich oder baut sie teilweise ganz ab. Das ist zunächst sinnvoll, denn der Körper versucht damit, das Gleichgewicht wiederherzustellen. Beim Entzug aber wird das zum Bumerang – die hemmende Wirkung fehlt, was zu Angst, Reizbarkeit, Schlafproblemen und sogar Krampfanfällen führen kann.

Die Medizin hat diesen Zusammenhang auch erkannt – deshalb werden beim Suchtausstieg GABA-modulierende Medikamente eingesetzt. Die folgende Übersicht zeigt, in welchen Bereichen Medikamente eingesetzt werden, die auf das GABA-System wirken – darunter auch einige, die direkt aus GABA entwickelt wurden.

Beim Alkoholentzug setzt man ein:

- Benzodiazepine wie Diazepam oder Lorazepam. Diese aktivieren GABA-A, verhindern Krampfanfälle und dämpfen Entzugserscheinungen.
- Gabapentin und Pregabalin: Diese stabilisieren das GABA-System. Auf diese Weise reduzieren sie Entzugssymptome und das Craving.
- Baclofen, ein GABA-B-Agonist. Dieser verringert Craving und Rückfälle, was einige Studien zeigen.
- Acamprosat: Dieses wurde aus Homotaurin entwickelt und ist dem GABA chemisch ähnlich, aber nicht identisch. Es beeinflusst das GABA-System, auch wenn der Mechanismus noch nicht voll aufgeklärt ist, und reguliert das GABA- und Glutamat-Gleichgewicht.

Auch beim Opioidentzug kommen Substanzen zum Einsatz, die oft aus GABA abgeleitet wurden und auf das GABA-Glutamat-System wirken:

- Gabapentin und Pregabalin lindern Unruhe, Krämpfe und Angst.

- Baclofen kann Muskelverspannungen und Craving reduzieren.

GABA-bezogene Stoffe beim Entzug von Stimulanzien wie Kokain oder Methamphetamin:
- Baclofen: Dieses kann Craving reduzieren, indem es indirekt die Dopaminfreisetzung hemmt.
- Topiramat: Ursprünglich ein Medikament gegen Epilepsie. Es wirkt über die GABA-A-Rezeptoren und verstärkt deren hemmende Wirkung, was beim Entzug von Stimulanzien hilfreich sein kann. Es soll beim Kokainentzug eine ausgeprägtere Wirkung haben als beim Entzug von Amphetaminen, allerdings sind die möglichen Nebenwirkungen teils erheblich.

Beim Benzodiazepinentzug wird gezielt das GABA-System berücksichtigt, das durch das Andocken der Medikamente an die GABA-A-Rezeptoren in eine Schieflage gebracht wurde – unter anderem, weil die Zahl dieser Rezeptoren deutlich abgenommen hat. Man schleicht die Dosis langsam aus, um das GABA-System allmählich wieder anzupassen – anders ausgedrückt, damit der Körper wieder neue Rezeptoren aufbauen kann.

Gabapentin oder Pregabalin werden in der Annahme eingesetzt, dass sie die beruhigende, natürliche GABA-Wirkung wieder stabilisieren können.

Auch im Suchtausstieg lässt sich das GABA-System mit natürlichen Mitteln unterstützen. Allerdings wird das in vielen Fällen allein nicht ausreichen. Folgende Stoffe und Techniken können den körpereigenen GABA-Spiegel erhöhen:

- L-Theanin (zum Beispiel aus grünem Tee) fördert die GABA-Produktion.
- Magnesium und Vitamin B6 unterstützen die GABA-Synthese.
- Atemtechniken und Meditation können den GABA-Spiegel auf natürliche Weise erhöhen.

Ist GABA eine Dauerlösung?

GABA macht – wie weiter vorn erläutert – nicht abhängig. Trotzdem ist der Gedanke, etwas dauerhaft einzunehmen, auch wenn es nur ein Nahrungsergänzungsmittel ist, für viele nicht besonders angenehm. Die Erfahrung zeigt, dass das oft auch gar nicht nötig ist. So wie sich eine Stressspirale immer weiter aufdrehen kann, kann GABA offenbar den Prozess auch wieder zurückdrehen. Mit anderen Worten: Nach einer Zeit der Entspannung und inneren Ausgeglichenheit konnten – nach meiner Erfahrung – eigentlich alle die GABA-Menge wieder reduzieren, meist bis auf null. Besonders gut gelang das, wenn gleichzeitig Veränderungen im Lebensstil vorgenommen, Stressmanagement betrieben und Entspannungsübungen erlernt wurden.

Viele verwenden GABA später nur noch situationsbezogen – etwa dann, wenn sie merken, dass der Stress sie überrollt oder eine Panik sich erneut anbahnt.

GABA
im Sport

Leistungssportler, aber auch Freizeitsportler, brauchen einen erholsamen Schlaf. Nach intensivem Training sollen sich die Muskeln entspannen. Die Sportler wollen den Muskeltonus senken, Krämpfen vorbeugen und nach intensivem Training leichter runterkommen. Zudem wollen die Sportler Muskelmasse aufbauen. Und: Unter Druck müssen sie sich möglichst gut fokussieren.

Wenig bekannt ist, dass GABA im Leistungssport schon seit Langem eingesetzt wird, um all diese Aspekte zu fördern. Dabei gilt GABA nicht als leistungssteigernde Substanz, sondern als Mittel zur Regeneration, Schlafoptimierung und mentalen Stabilisierung. Es steht nicht auf Dopinglisten.

Schlaf und Wachstumshormon

Schauen wir uns das im Einzelnen mal an: Die folgenden Aussagen basieren auf Studien, die im Anhang nachgelesen werden können.

Sportler sind auf einen tiefen, erholsamen Schlaf angewiesen. Muskelreparatur, hormonelle Anpassung und mentale Erholung regelt unser Körper im Schlaf. Nicht immer aber fällt es nach dem Training oder gar einem Wettkampf am Abend leicht, sich zu entspannen und in den Schlaf zu kommen. Im Amateursport regeln das oft ein bis zwei Weizenbiere, was aber nur das Einschlafen unterstützt, nicht aber das wichtige Durchschlafen – die entscheidenden Schlafphasen werden unterdrückt. Auf Dauer wird so Fett aufgebaut, nicht aber die gewünschten Muskeln.

Leistungssportler und informierte Amateursportler benutzen deshalb GABA, um

- ihre Einschlafzeit zu verkürzen,
- die Schlafphasen zu vertiefen und
- die nächtliche Cortisolausschüttung zu senken.

Besonders nach intensivem Training und Phasen hoher Anspannung schwören viele Leistungssportler und Teamärzte auf GABA. Das liegt auch daran, dass GABA die nächtliche Cortisolausschüttung senkt. Das ist wichtig, weil Cortisol

- den Muskelabbau fördert – also genau das bewirkt, was ein Sportler unbedingt vermeiden möchte,

- bei erhöhten nächtlichen Cortisolspiegeln den Tiefschlaf stört, insbesondere in den ersten Schlafzyklen, in denen das Wachstumshormon (HGH) freigesetzt wird. Dieses wiederum fördert den Muskelaufbau, den Fettabbau, die Zellreparatur und die Kollagenbildung – alles wichtig für Regeneration und Leistung.
- Und weil ein dauerhaft erhöhter Cortisolspiegel zu Übertraining, Leistungsabfall, schlechter Erholung und mehr Verletzungen führen kann.

Ein Zuviel an Cortisol in der Nacht blockiert genau die Prozesse, die Sportler für Fortschritt und Regeneration brauchen. GABA senkt die nächtliche, zentral gesteuerte Cortisolausschüttung, indem es überaktive Nervenzellen in den Hirnbereichen hemmt, die dafür zuständig sind. Dadurch sinken Puls, Blutdruck und Stresshormonspiegel.

Aber das ist nicht alles: Cortisol und das Wachstumshormon HGH wirken antagonistisch: Ist das Cortisol hoch, wird weniger HGH ausgeschüttet – und umgekehrt. Die durch GABA ausgelöste Vertiefung des Schlafs sorgt für eine höhere und natürlichere HGH-Produktion.

Muskelaufbau und Entspannung

Muskelaufbau

Die Ausschüttung des Wachstumshormons HGH ist für Regeneration und Muskelaufbau sehr wichtig. Dabei kann GABA eine wichtige Rolle spielen. Zur Erklärung: HGH steht für »Human Growth Hormone« – das Wachstumshormon. Es fördert bei Sportlern auf natürlichem Weg den Muskelaufbau, beschleunigt die Regeneration und unterstützt den Fettabbau. Zudem stimuliert es Zellreparatur und Kollagenbildung und stärkt so Sehnen, Knochen und Bindegewebe.

In einigen Untersuchungen fanden Wissenschaftler Hinweise darauf, dass GABA den HGH-Spiegel auch direkt steigern kann – unabhängig vom Cortisol. In kleineren Studien mit Leistungssportlern wurde beobachtet, welche Auswirkungen GABA auf den HGH-Spiegel haben kann. Durchtrainierte Männer erhielten vor dem Einschlafen drei Gramm GABA. Ergebnis: Die für den Muskelaufbau so wichtigen HGH-Spiegel stiegen um das Fünffache.

Muskelentspannung

GABA wirkt im zentralen Nervensystem als beruhigender Neurotransmitter. Es wirkt nicht auf den Muskel selbst, sondern indirekt. So kann es nach dem Training zur Muskelentspannung beitragen – vor allem, weil es übermäßige neuronale

Aktivität hemmt. Das kann den Muskeltonus senken, Krämpfen vorbeugen und das Runterkommen nach intensivem Training erleichtern.

Zwar gibt es keine eindeutigen Beweise, dass GABA direkt auf die Muskulatur wirkt, doch über das Nervensystem kann es indirekt zur muskulären Entspannung und Erholung beitragen. Im Gehirn hemmt es überaktive Nervenzellen, die Skelettmuskeln aktivieren, und dämpft zugleich die Aktivität von Reflexbogen und Muskelspindeln. Dadurch sinkt die unwillkürliche Spannung überreizter Muskelgruppen – was Muskelverhärtungen oder Krampfneigung nach intensivem Training vorbeugen kann.

Diese Entspannungseffekte fördern die Durchblutung der Muskeln. Dadurch gelangen mehr Nährstoffe und Sauerstoff in die Muskulatur, und nicht benötigte Stoffe wie Laktat werden besser abtransportiert. Die oben schon geschilderte HGH-Wirkung trägt zudem zur Erholung der Muskulatur bei.

Mentale Stabilität und Fokus

Allgemeine Entspannung nach dem Training

Während des Trainings überwiegt das sympathische Nervensystem stark. Man kann sich das wie die klassische »Kampf oder Flucht«-Reaktion vorstellen, die unsere Vorfahren oft genug in der Natur erlebten. Puls, Blutdruck sowie die Spiegel von Cortisol und Adrenalin steigen an – so mobilisiert der Körper seine Leistungsreserven.

Nach dem Training ist Entspannung und Erholung gefragt – doch das ist meist leichter gesagt als getan. Cortisol und Adrenalin aus der vorherigen Belastungssituation überwiegen noch. Stress, Koffein und Übertraining verstärken diesen Effekt zusätzlich. Die Folge sind eine gestörte Regeneration, Schlafprobleme, ein erhöhter Muskeltonus und damit ein gesteigertes Verletzungsrisiko.

GABA hemmt überaktive Nervenzellen im Gehirn, dämpft so die zentrale Erregung und aktiviert den Parasympathikus – den Gegenspieler des Sympathikus, der zuvor für Kampf und Flucht zuständig war, nun aber nicht mehr gebraucht wird. Der Parasympathikus senkt Puls, Blutdruck und Cortisolspiegel und verbessert zugleich den Schlaf.

Zusammengefasst reguliert GABA das Nervensystem herunter. Dadurch fördert es die Entspannung nach dem Training, senkt den Muskeltonus und bringt den Körper in den Erholungsmodus. Es ersetzt zwar keine aktive Erholung wie Stretching, Cool-down oder eine gute Ernährung, kann jedoch ein wertvoller Zusatz sein – besonders bei abendlichen Belastungen oder einem hohen Stresslevel.

Verbesserung von Fokus und Konzentration

GABA wirkt nicht wie Koffein oder Amphetamine – es erzeugt keinen Push, sondern eher einen mentalen Reset. Es hemmt überaktive Nervenzellen im Gehirn, besonders im limbischen System, das für Emotionen zuständig ist, und im präfrontalen Kortex, der Aufmerksamkeit und kognitive Kontrolle steuert. Der Kopf wird ruhiger, Grübeln, Reizüberflutung und emotionale Ablenkung nehmen ab.

Bei Stress übernehmen oft ältere Teile des Gehirns die Kontrolle, vor allem die Amygdala. Das kann höhere Denkprozesse blockieren. GABA wirkt dem entgegen, indem es den Parasympathikus – den Cool-down-Mechanismus des Körpers – aktiviert. Puls, Adrenalin und Cortisol sinken, und der für rationales Handeln zuständige präfrontale Kortex kann besser arbeiten. Das Ergebnis ist ein besseres Konzentrationsniveau unter Druck, etwa im Wettkampf.

Bei einigen Sportarten ist kognitive Präzision wichtiger als ein aktiviertes »Kampf-Flucht-System«. Dieses kann beispielsweise bei Schach, Schießen, Turnen oder Golf sogar hinderlich sein. In diesen Sportarten führt zu viel Erregung selten zu guten Leistungen. GABA wirkt in solchen Fällen wie ein mentaler Filter, der hilft, nur relevante Reize durchzulassen.

In Studien zeigten sich unter der Einnahme von GABA oder GABA-Analoga wie Phenibut verbesserte Reaktionszeiten sowie mehr Aufmerksamkeit bei gleichzeitiger Stressreduktion.

Erklären lässt sich dies möglicherweise durch Veränderungen der Hirnaktivität. Im EEG wurden vermehrt Alphawellen und weniger Betawellen beobachtet. Alphawellen findet man bei entspannter Konzentration, während Betawellen oft mit Stress, Grübeln oder Reizüberflutung einhergehen.

Kombinationen von GABA mit der Aminosäure Theanin, die sich hauptsächlich im grünen Tee findet, ergaben mehr Alphawellen im EEG und bei Testpersonen bessere Leistungen bei Konzentrationsaufgaben unter Stress.

In der Praxis wird GABA meist am Abend eingesetzt, um die Regeneration zu fördern und den Schlaf zu verbessern. Dennoch berichten einige Sportler, insbesondere in technisch und mental anspruchsvollen Sportarten, von einer gezielten Einnahme kleinerer GABA-Dosen auch tagsüber – etwa zwischen Wettkampfblöcken oder bei stressbelasteten Turnieren.

In diesen Fällen geht es weniger um die Förderung des Schlafs als vielmehr um eine akute Senkung innerer Erregung und eine präzisere kognitive Fokussierung. Dabei ist oft die Dosis entscheidend – zu hohe Mengen können die Leistungsfähigkeit eher dämpfen.

Kombination mit Stimulanzien (Koffein, Taurin, Magnesium)

Häufig nehmen Sportler gezielt Koffein ein, um ihre Leistungsbereitschaft zu steigern. Nach intensivem Koffeingebrauch oder bei späten Trainingseinheiten kann GABA dabei helfen, das Übergewicht des Sympathikus wieder abzubauen und den Körper auf Erholung umzustellen. Besonders interessant sind in diesem Zusammenhang Kombinationen mit

Taurin und Magnesium: Taurin wirkt ebenfalls dämpfend auf das zentrale Nervensystem und unterstützt die Wirkung von GABA.

Magnesium wiederum stabilisiert die Membranen von Nervenzellen und beeinflusst GABA-Rezeptoren, was den entspannenden Effekt weiter verstärken kann. Solche Kombinationen werden im Hochleistungssport gezielt eingesetzt – stets individuell dosiert und im Rahmen der WADA-konformen Vorgaben.

Steht GABA auf der Dopingliste?

Nein, GABA steht – Stand 2026 – nicht auf der WADA-Dopingliste der World Anti-Doping Agency (WADA). Es gilt als legales Nahrungsergänzungsmittel. Auch die durch GABA offensichtlich ausgelöste natürliche HGH-Steigerung des Wachstumshormons ist derzeit erlaubt. Künstliches HGH bleibt hingegen strikt verboten. Nimmt man jedoch GABA zusammen mit künstlichem HGH oder Substanzen ein, die die HGH-Ausschüttung erhöhen sollen, riskiert man auffällige Laborwerte. Solche Kombinationen können den Verdacht auf Doping erhöhen und bei HGH-Tests zu auffälligen Mustern führen – angesichts der drastischen Strafen im Profisport nicht wirklich empfehlenswert.

Vorsicht ist auch bei der Einnahme von GABA zusammen mit sedierenden Stoffen geboten, wie zum Beispiel Phenibut, Baclofen, Gabapentin oder bestimmten rezeptpflichtigen Schlafmitteln. Ein Beispiel: Ein Sportler nimmt GABA (legal), Melatonin, Zink und Magnesium (ebenfalls legal) sowie ein leicht sedierendes Mittel wie Phenibut ein. Phenibut aktiviert die GABA-B-Rezeptoren, kann psychotrope Wirkungen haben und steht in einigen Ländern unter Arzneimittelkontrolle.

Diese Kombination kann positive, klärungsbedürftige Tests auslösen, auch wenn sie in harmloser Absicht genommen wurde.

Zusammengefasst: GABA allein ist sicher und erlaubt. Bei Kombinationspräparaten gilt das unter Umständen nicht immer. Wer auf professionellem Niveau antritt, sollte jede Substanz vor der Einnahme über die WADA-Datenbank checken (siehe Literaturverzeichnis).

Placeboeffekt und individuelle Unterschiede

Wie bei vielen Substanzen, die auf das zentrale Nervensystem wirken, ist auch bei GABA die individuelle Reaktion unterschiedlich. Manche Sportler berichten von einer spürbaren Wirkung schon bei geringen Dosen, andere nehmen selbst höhere Mengen kaum bewusst wahr. Ein Teil dieser Unterschiede dürfte auf genetische und physiologische Faktoren zurückzuführen sein, etwa die individuelle Durchlässigkeit der Blut-Hirn-Schranke für GABA oder Unterschiede in der GABA-Rezeptordichte.

Zudem könnte ein Placeboeffekt bei entspannungsfördernden Substanzen individuell eine Rolle spielen – was aber in der Praxis nicht zwangsläufig von Nachteil ist: Entscheidend ist, ob sich der Sportler tatsächlich erholt.

Grenzen der Studienlage

Wichtig ist ein realistischer Blick auf die wissenschaftliche Datenlage. Viele der beschriebenen Effekte sind biologisch plausibel und werden durch Erfahrungen aus der Sportpraxis gestützt. Die Zahl belastbarer, groß angelegter, placebokontrollierter Studien speziell im Sportbereich ist jedoch noch begrenzt. Vieles, was heute im Leistungssport im Zusammenhang mit GABA genutzt wird, basiert auf einer Kombination aus kleineren Studien, klinischer Erfahrung und individueller Praxisbewertung.

GABAs starke Helfer – Substanzen, die das Nervensystem gemeinsam beruhigen

Die Regulation des GABA-Systems steht nicht isoliert im Körper, sondern ist Teil eines komplexen Netzwerks neurochemischer Prozesse. Verschiedene natürliche Substanzen – darunter Aminosäuren (etwa Taurin), Vitamine (zum Beispiel B6), Mineralstoffe und Pflanzenextrakte (wie Baldrian und Passionsblume) – können die GABAerge Wirkung unterstützen, verstärken oder auf ähnliche Weise zur neuronalen Balance beitragen. In diesem Kapitel werfen wir einen genaueren Blick auf jene Stoffe, die ergänzend mit GABA wirken oder eine vergleichbare beruhigende, angstlösende oder stabilisierende Wirkung entfalten.

GABA ist so etwas wie der innere Not-Aus-Schalter des Nervensystems. Wenn alles zu viel wird, hilft es, auf die Bremse zu treten, zur Ruhe zu kommen und dem Gedankenkarussell Einhalt zu gebieten. Doch GABA arbeitet nicht allein. Es gibt eine ganze Reihe an natürlichen Substanzen, die GABA in seiner Wirkung unterstützen – wie gute Freunde, die mithelfen, wenn einer allein nicht mehr weiterkommt.

In diesem Kapitel schauen wir uns genau diese »Helfer« an. Einige wirken ähnlich wie GABA, andere verstärken seine Effekte oder helfen dabei, es überhaupt erst herzustellen. Viele von ihnen sind als Nahrungsergänzungsmittel erhältlich – manche finden sich sogar ganz natürlich in unserer täglichen Nahrung.

Glycin – der stille Hilfsbremser

Was ist das?

Glycin ist eine einfache Aminosäure, die im Körper vielseitig einsetzbar ist – unter anderem als Signalstoff im Nervensystem. Man findet sie auch in Knochenbrühe und Gelatine.

Wie wirkt es?

Glycin hat eine beruhigende Wirkung – ähnlich wie GABA. Es hilft den Nervenzellen dabei, weniger empfindlich auf Reize zu reagieren. Besonders im Rückenmark und Hirnstamm wirkt es wie ein sanfter Dämpfer.

Wie hilft es GABA?

Glycin wirkt im selben Team wie GABA. Die beiden können sich in manchen Bereichen sogar den gleichen Rezeptor teilen. Außerdem hilft Glycin, das Gleichgewicht zwischen Anspannung (durch den Stoff Glutamat) und Entspannung (durch GABA) im Gehirn besser auszubalancieren. Wer Glycin ergänzt, gibt GABA also indirekt mehr Raum zum Wirken.

Darüber hinaus unterstützt Glycin die Balance zwischen Erregung und Beruhigung noch auf einem zweiten Weg: Es unterstützt als Cofaktor an bestimmten glutamatergen Rezeptoren (NMDA-Rezeptoren), die bei Stress oft überaktiv sind. Damit hilft Glycin, die oft zu starke Erregung im Nervensystem gezielter auszubalancieren.

L-Theanin – der Ruhepol aus grünem Tee

Was ist das?

L-Theanin ist ein besonderer Stoff, der fast ausschließlich in grünem Tee vorkommt. Er gilt als Hauptverantwortlicher für die entspannende Wirkung, die viele beim Teetrinken spüren – ohne dabei müde zu machen. L-Theanin ist eine nicht-proteinogene Aminosäure. Sie passiert leicht die Blut-Hirn-Schranke und entfaltet ihre Wirkung bereits in niedrigen Dosierungen.

Wie wirkt es?

Theanin bringt gleich mehrere Botenstoffe im Gehirn in Balance. Es erhöht den GABA-Spiegel und unterstützt zugleich die Wirkung von Dopamin und Serotonin – unseren »Wohlfühlstoffen«. Statt direkt an GABA-Rezeptoren zu binden, fördert Theanin die GABA-Synthese und moduliert darüber hinaus glutamaterge Systeme, indem es AMPA- und NMDA-Rezeptoren blockiert.

Wie hilft es GABA?

Theanin fördert die Bildung von GABA im Gehirn – also direkt an der Quelle. Gleichzeitig beruhigt es überaktive Nervenzellen, die der GABA-Wirkung sonst entgegenlaufen würden. So hilft Theanin GABA, effektiver und störungsfreier zu arbeiten; bildlich gesprochen: Es räumt die Bühne frei für den Hauptdarsteller. Studien zeigen, dass Theanin angstlösend wirkt, ohne sedierende Effekte wie Müdigkeit hervorzurufen – ein idealer Partner für die GABA-Modulation bei innerer Unruhe.

Magnesium – das natürliche Beruhigungsmittel

Was ist das?

Magnesium ist ein Mineralstoff, den fast jede Zelle im Körper braucht. Viele kennen ihn als Mittel gegen Muskelkrämpfe. Er ist an über 300 enzymatischen Prozessen beteiligt – unter anderem an der Energieproduktion, der Muskelkontraktion und der Reizweiterleitung im Nervensystem.

Wie wirkt es?

Magnesium wirkt wie ein sanfter Puffer für überreizte Nerven. Es verhindert, dass Zellen zu leicht »überfeuern« und in eine Daueranspannung geraten. Magnesium blockiert spannungsabhängige Calciumkanäle und wirkt am NMDA-Rezeptor als natürlicher Antagonist. Dadurch bremst es überaktive Nervenzellen im Glutamatsystem und schützt das Gehirn vor schädlicher Übererregung.

Wie hilft es GABA?

Magnesium gibt GABA sozusagen Rückendeckung. Wenn zu wenig Magnesium vorhanden ist, sind Nervenzellen oft überempfindlich. Dann hat GABA es schwer, überhaupt beruhigend zu wirken. Mit genügend Magnesium können die beruhigenden Signale besser durchkommen – wie ein Funkgerät, das plötzlich klaren Empfang hat.

Niacin (Vitamin B3) – der stille Regisseur im Hintergrund

Was ist das?

Niacin gehört zu den B-Vitaminen und ist wichtig für den Energiestoffwechsel in allen Körperzellen. Es gibt zwei Formen: Nikotinsäure und Niacinamid. Beide kann der Körper aus Tryptophan (der Vorstufe von Serotonin) herstellen – oder über Nahrung aufnehmen. Es ist essenziell für die Energiegewinnung (NAD+/NADH) und DNA-Reparatur.

Wie wirkt es?

Niacin sorgt dafür, dass die Energieversorgung im Gehirn rundläuft – besonders in den Zellen, die für Ausgleich und Ruhe sorgen. Es hilft, dass GABA dort ankommt, wo es gebraucht wird. Es beeinflusst das GABA-System indirekt, indem es die Funktion von GABA-Rezeptoren moduliert und die neuronale Stabilität verbessert.

Wie hilft es GABA?

Vor allem Niacinamid unterstützt die GABA-Rezeptoren – also die Andockstellen, an denen GABA seine Wirkung entfaltet. Wenn man es bildlich sagen will: Niacin hilft dabei, dass GABA die Tür zum Nervensystem leichter öffnen kann.

Passionsblume – der pflanzliche GABA-Verlängerer

Was ist das?

Die Passionsblume ist eine wunderschöne Pflanze mit lila-weißen Blüten, die seit Jahrhunderten als natürliches Beruhigungsmittel gegen Nervosität, Angst und Schlafstörungen verwendet wird – besonders in Form von Tee oder Extrakt.

Wie wirkt sie?

Die Passionsblume sorgt dafür, dass GABA im Gehirn nicht so schnell abgebaut wird. Sie hemmt ein Enzym, das GABA normalerweise zersetzt.

Wie hilft sie GABA?

Man kann sich das wie eine Verlängerung der GABA-Wirkung vorstellen: GABA bleibt länger aktiv und kann seinen beruhigenden Einfluss über einen längeren Zeitraum entfalten – besonders hilfreich bei Unruhe, Angst oder Einschlafproblemen. Tierexperimentelle Studien zeigen angstlösende Effekte, die mit der Wirkung klassischer Benzodiazepine vergleichbar sind – jedoch ohne das Risiko von Abhängigkeit oder starker Sedierung.

Taurin – der unterschätzte Helfer mit viel Power

Was ist das?

Taurin ist eine schwefelhaltige Aminosäure, die oft mit Energydrinks in Verbindung gebracht wird. Dabei hat sie eine ganz andere, viel interessantere Wirkung im Nervensystem. Der Körper stellt Taurin selbst her, kann es aber auch aus Nahrung (zum Beispiel Fleisch) aufnehmen. Taurin erfüllt zahlreiche physiologische Funktionen – unter anderem in Herz, Netzhaut und zentralem Nervensystem.

Wie wirkt es?

Taurin wirkt ähnlich wie GABA: Es dämpft überaktive Nervenzellen, beruhigt das System und schützt die Zellen gleichzeitig vor Überlastung.

Wie hilft es GABA?

Taurin kann direkt an GABA-Rezeptoren andocken – es spricht also dieselbe »Sprache«. Man könnte sagen, Taurin ist wie ein Stellvertreter, der einspringt, wenn GABA zu wenig vorhanden ist. So bleibt das Gleichgewicht im Nervensystem gewahrt.

Vitamin B6 – der Schlüssel zur GABA-Herstellung

Was ist das?

Vitamin B6 ist ein vielseitiges Vitamin aus der B-Gruppe, das bei zahlreichen Stoffwechselprozessen eine zentrale Rolle spielt. Besonders wichtig ist es für unser Nervensystem – denn ohne B6 kann das Gehirn manche Neurotransmitter gar nicht erst herstellen.

Wie wirkt es?

Vitamin B6 ist so etwas wie der Handwerker, der die Bauteile für GABA zusammenfügt. Genauer gesagt: Es ist als Coenzym nötig, um aus Glutamat – dem anregenden Gegenspieler von GABA – überhaupt erst GABA zu bilden. Fehlt B6, bleibt der Körper auf einem Übermaß an Glutamat sitzen, während GABA knapp wird. Das Ergebnis: Unruhe, Reizbarkeit, Schlafprobleme.

Wie hilft es GABA?

B6 ist also die Voraussetzung dafür, dass GABA überhaupt existiert. Man kann sich das so vorstellen: Ohne Vitamin B6 bleibt die GABA-Fabrik geschlossen – und der beruhigende

Botenstoff wird nicht geliefert. Wer sich häufig nervös, überdreht oder angespannt fühlt, sollte deshalb auch auf eine gute B6-Versorgung achten. Besonders wichtig: Der Körper kann B6 nicht speichern – regelmäßige Zufuhr ist also nötig.

Gut zu wissen: Vitamin B6 steckt unter anderem in Lachs, Bananen, Avocados, Fleisch, Nüssen und Vollkornprodukten. Auch viele Nahrungsergänzungsmittel enthalten es – manchmal in Kombination mit Magnesium oder anderen B-Vitaminen.

Zink – der Verstärker für GABAs Stimme

Was ist das?

Zink ist ein essenzielles Spurenelement – wir brauchen es in kleinen Mengen, aber es hat große Wirkung. Besonders für das Immunsystem ist es bekannt, doch auch unser Gehirn profitiert von einer guten Zinkversorgung.

Wie wirkt es?

Zink hat eine regulierende Funktion an vielen Stellen im Körper. Im Nervensystem wirkt es wie ein stiller Tuner – es stimmt die Empfindlichkeit von Rezeptoren fein ab. So entscheidet Zink mit, wie effektiv bestimmte Botenstoffe überhaupt wahrgenommen werden.

Wie hilft es GABA?

Zink beeinflusst, wie empfindlich die GABA-Rezeptoren reagieren. Mit genügend Zink können diese Andockstellen GABA besser »hören« – seine beruhigende Botschaft kommt klarer durch. Fehlt Zink, kann es passieren, dass GABA zwar vorhanden ist, aber nicht richtig wirken kann – wie eine Stimme, die im Nebel untergeht.

Bildlich gesprochen: Stellen Sie sich GABA als Musiker vor, der eine beruhigende Melodie spielt. Zink sorgt dafür, dass das Mikrofon richtig eingestellt ist – damit die Töne nicht verhallen, sondern glasklar ankommen.

Gut zu wissen: Zink ist besonders reichlich in Austern, Rindfleisch, Kürbiskernen und Linsen enthalten. Auch in Nahrungsergänzungsmitteln wird es oft verwendet – allerdings sollte man auf die Dosierung achten, denn zu viel Zink kann andere Mineralien (wie Kupfer) verdrängen.

Inositol – der Sanftregler für das Gedankenkarussell

Was ist das?

Inositol ist eine vitaminähnliche Substanz, die früher als Vitamin B8 bezeichnet wurde. Der Körper kann sie selbst herstellen – zusätzlich nehmen wir Inositol über Lebensmittel wie Früchte, Hülsenfrüchte oder Vollkorn auf.

Wie wirkt es?

Inositol ist vor allem für seine beruhigende Wirkung auf die Psyche bekannt. Es greift sanft in den Signalverkehr im Gehirn ein – vor allem dort, wo es um Stress, Anspannung oder Zwangsgedanken geht. Es wirkt nicht sedierend, sondern ordnend – wie ein stiller Dirigent, der für Rhythmus sorgt.

Wie hilft es GABA?

Inositol beeinflusst den GABA-Stoffwechsel auf mehreren Ebenen. Es hilft, die Wirkung von GABA zu modulieren, indem es die Kommunikation zwischen Nervenzellen harmonisiert. Besonders bei Menschen, die zu innerer Unruhe, Gedankenkreisen oder Anspannung neigen, kann Inositol GABA dabei helfen, den »inneren Lärmpegel« zu senken.

GABA und Serotonin – die stille Allianz

In unserem Gehirn herrscht ein ständiges Flüstern, ein Hin und Her von Signalen, das uns steuert, bewegt, beruhigt oder aufweckt. Zwei der wichtigsten »Stimmen« in diesem Gespräch heißen **GABA** und **Serotonin**. Der eine ist der große Beruhiger, der andere der sanfte Stimmungsaufheller. Sie arbeiten eng zusammen – und wenn man es bildlich ausdrücken möchte, könnte man sagen: **GABA und Serotonin haben eine besondere Liebesbeziehung.**

Stellen Sie sich GABA als eine Art innere Bremse vor. Immer wenn im Gehirn zu viel los ist, wenn die Gedanken rasen, der Puls steigt oder Stresshormone fluten, tritt GABA auf den Plan. Es beruhigt überaktive Nervenzellen, dämpft Reize und sorgt dafür, dass wir zur Ruhe kommen – geistig wie körperlich.

Serotonin hingegen ist kein klassischer »Dämpfer«. Es wirkt nicht direkt beruhigend, sondern **stabilisierend und ausgleichend**. Es fördert emotionale Gelassenheit, Wohlbefinden und das Gefühl: »Ich bin okay – egal, was draußen passiert.« Serotonin stärkt die seelische Widerstandskraft, während GABA inneren Frieden schenkt.

Gemeinsam ergeben sie eine **ideale Kombination für emotionale Balance**: Serotonin lässt uns mit den Dingen besser umgehen – GABA hilft uns, sie nicht so nah an uns heranzulassen.

GABA hilft Serotonin – und umgekehrt

Auch auf biochemischer Ebene sind die beiden eng verbunden:

- **Serotonin-Rezeptoren auf GABA-Zellen:** Einige Serotonin-Rezeptoren (vor allem die Subtypen 5-HT1A und 5-HT2) sitzen direkt auf GABA-produzierenden Nervenzellen. Das bedeutet: Wenn Serotonin an diese Rezeptoren andockt, kann es die GABA-Ausschüttung anregen – der Glücksstoff hilft also aktiv beim Beruhigen.
- **GABA wirkt auf serotonerge Bahnen:** Umgekehrt beeinflusst GABA die Aktivität jener Nervenzellen, die Serotonin freisetzen. Wenn GABA diese Zellen leicht hemmt, entsteht eine Art »Feinregulierung«, die verhindert, dass Serotonin überdreht oder zu schwankend ausgeschüttet wird.

Man könnte sagen: Serotonin gibt den Ton an – GABA achtet darauf, dass er nicht zu laut oder zu leise wird.

Warum das Zusammenspiel wichtig ist

In einer Welt, die oft zu schnell, zu laut und zu reizüberflutend ist, brauchen wir beide:

- **GABA**, damit wir herunterfahren können, wenn's zu viel wird.
- **Serotonin**, damit wir uns trotzdem wohl und stabil fühlen – und nicht in die Erschöpfung abrutschen.

Wenn eines von beiden fehlt oder aus dem Gleichgewicht kommt, gerät auch das andere ins Straucheln. Viele psychische Beschwerden – von Ängsten bis zu Schlafproblemen, von Depressionen bis zu Reizbarkeit – sind Ausdruck dieser gestörten Balance.

Natürliche Wege zur Doppelpflege

Die gute Nachricht: Wir können beide Systeme – Serotonin und GABA – gleichzeitig unterstützen. Hier einige Beispiele:

- **Bewegung** (vor allem Ausdauersport) steigert die Bildung von Serotonin *und* GABA. Schon 30 Minuten Spazierengehen wirken manchmal wie eine kleine innere Reset-Taste.
- **Licht** (Tageslicht oder Lichttherapie) fördert die Serotoninbildung – und über Umwege auch GABA.
- **L-Tryptophan oder 5-HTP** (als Nahrungsergänzung) sind direkte Vorstufen von Serotonin – und wenn Serotonin steigt, wird häufig auch GABA indirekt gestärkt.
- **L-Theanin, Magnesium und Vitamin B6** nähren beide Systeme parallel und fördern das feine Gleichgewicht zwischen Anspannung und Wohlgefühl.

Wenn die Harmonie gestört ist

Manchmal spüren wir intuitiv, dass »etwas nicht stimmt«: Wir sind erschöpft, können aber nicht entspannen. Oder wir sind traurig, aber irgendwie auch innerlich unruhig. Genau das sind Hinweise darauf, dass **das Zusammenspiel von GABA und Serotonin nicht mehr rundläuft**.

Typische Anzeichen für ein Ungleichgewicht:

- Einschlafprobleme trotz Müdigkeit
- Reizbarkeit, Nervosität, Gedankenrasen
- Grübeln ohne echten Anlass
- Stimmungsschwankungen mit innerer Anspannung
- Gefühl von innerer Leere oder Überforderung

In solchen Fällen lohnt es sich, nicht nur auf »den einen Botenstoff« zu schauen – sondern **die Verbindung zwischen GABA und Serotonin gezielt zu stärken**.

Zwei Seelen, ein Ziel

GABA und Serotonin sind wie zwei gute Freunde, die sich gegenseitig stützen: Der eine beruhigt, der andere erhellt. Der eine sagt: »Alles darf etwas leiser werden.« Der andere sagt: »Und trotzdem ist es schön, hier zu sein.«

Wer diesen beiden eine Bühne gibt – durch gute Ernährung, sanfte Ergänzungsmittel, Bewegung, Licht und bewusste Selbstfürsorge –, schenkt sich selbst nicht nur mehr Ruhe oder bessere Laune, sondern ein echtes inneres Gleichgewicht.

Fazit

Am Ende führt uns die Auseinandersetzung mit GABA zu einer einfachen, aber wichtigen Erkenntnis: Das Gehirn ist kein starrer Apparat, sondern ein lebendiges, lernfähiges System, das ständig versucht, sein Gleichgewicht zu bewahren. Aktivierung und Beruhigung, Spannung und Entspannung, Reiz und Gegenreaktion bilden dabei ein untrennbares Paar.

GABA ist einer der zentralen Botenstoffe dieses Gleichgewichts. Es wirkt wie eine innere Bremse, die verhindert, dass Nervenzellen dauerhaft im Alarmzustand verbleiben. Ohne diese Bremse geriete das Gehirn schnell in einen Zustand permanenter Übererregung – mit ihr kann es zur Ruhe kommen, regenerieren und wieder klar arbeiten.

Viele der Beschwerden, die Menschen heute erleben – innere Unruhe, Schlafprobleme, Stressanfälligkeit oder das Gefühl, ständig »unter Strom« zu stehen –, hängen eng mit diesem empfindlichen, leicht zu störenden Gleichgewicht des Nervensystems zusammen. Wenn die aktivierenden Systeme dauerhaft dominieren und die beruhigenden Gegenkräfte geschwächt sind, gerät das Nervensystem aus der Balance.

Die gute Nachricht lautet: Dieses Gleichgewicht ist kein fester Zustand. Es wird jeden Tag neu beeinflusst – durch Ernährung, Bewegung, Licht, Schlaf, Stress und durch die Weise, wie wir mit unserem Körper umgehen. Auch bestimmte Nährstoffe und sanfte Unterstützungsmittel können dazu beitragen, die natürlichen Regulationsmechanismen des Gehirns zu stärken.

Stabilität entsteht aus dem Zusammenspiel vieler kleiner Faktoren. Wer diese Zusammenhänge erkennt und bewusst nutzt, stärkt die Fähigkeiten des Körpers, die ohnehin vorhanden sind.

Vielleicht liegt genau darin die wichtigste Botschaft dieses Buches: Unser Nervensystem ist kein Gegner, den wir überwinden müssen, sondern ein hochentwickeltes Schutzsystem, das auf Signale reagiert und stetig bemüht ist, uns im Gleichgewicht zu halten.

Wenn wir lernen, diese Signale besser zu verstehen und die Bedingungen zu schaffen, unter denen unser Gehirn wieder zur Ruhe finden kann, verändert sich oft mehr, als man zunächst erwartet. Der Schlaf wird tiefer, die Gedanken klarer, der innere Druck lässt nach.

Der Weg zu mehr Stabilität beginnt selten mit einem großen Schritt. Häufig sind es viele kleine Veränderungen, die zusammen eine spürbare Wirkung entfalten.

Und manchmal beginnt alles mit einer einfachen Entscheidung: dem eigenen Nervensystem wieder die Chance zu geben, sein natürliches Gleichgewicht zu finden.

Register

Das Quellenverzeichnis zu diesem
Buch können Sie kostenfrei unter folgender
Internetadresse einsehen:

https://content.penguinrandomhouse.de/content/share/9783453607392-Guzek-So-kommt-der-Kopf-zur-Ruhe-Literaturverzeichnis.pdf